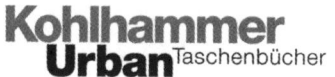

Kohlhammer
Urban Taschenbücher

W0034049

Band 307

Gisela Bartling
Liz Echelmeyer
Margarita Engberding

Problemanalyse im psycho- therapeutischen Prozess

Leitfaden für die Praxis

5., überarbeitete
und erweiterte Auflage

Verlag W. Kohlhammer

Dieses Werk einschließlich aller seiner Teile ist urheberrechtlich geschützt.
jede Verwendung außerhalb der engen Grenzen des Urheberrechts ist
ohne Zustimmung des Verlags unzulässig und strafbar. Das gilt insbesondere für Vervielfältigung, Übersetzungen, Mikroverfilmungen und für die
Einspeicherung und Verarbeitung in elektronischen Systemen.

5., überarbeitete und erweiterte Auflage 2008
Alle Rechte vorbehalten
© 1980/2008 W. Kohlhammer GmbH
Gesamtherstellung:
W. Kohlhammer Druckerei GmbH + Co. KG, Stuttgart
Printed in Germany

ISBN 978-3-17-018753-5

Inhalt

»Was uns vorweg am Herzen liegt«

Wir freuen uns, dass unser Buch zur Problemanalyse in den letzten Jahren so viel Anklang bei praktizierenden Psychotherapeuten, solchen in Ausbildung und bei Studenten gefunden hat, dass eine 5. Auflage notwendig wurde.

Damit war für uns die Gelegenheit gegeben, das Konzept gründlich durchzusehen und aktuelle Entwicklungen der klinischen Psychologie einzuarbeiten. Zusätzlich haben wir uns darum bemüht, Modelle und Materialien vorzustellen, die besonders den jungen Kolleginnen und Kollegen in ihrer Ausbildung zum Psychologischen Psychotherapeuten Orientierung und praktische Hilfestellung bieten.

Nach der Überarbeitung für diese 5. Auflage gilt es, allen Personen Dank zu sagen, deren Mitarbeit, Unterstützung und Aufmunterung das Unternehmen mittragen und schließlich auch zu Ende bringen halfen.

Unser ganz besonderer Dank gilt unserer Kollegin Regina Krause, die an der Erstfassung dieses Buches im Jahre 1980 als Co-Autorin maßgeblich beteiligt war. In zahlreichen anregenden Arbeitssitzungen hat sie gemeinsam mit uns das Grundkonzept der »Problemanalyse« entwickelt, mit uns in Lehrveranstaltungen praktisch erprobt und schließlich in Teamarbeit in Buchform gebracht.

Wir danken an dieser Stelle auch allen Kollegen und Studenten, die uns durch ihre stete Bereitschaft zur Diskussion hilfreiche Rückmeldung und anregende Kritik gegeben haben.

Die wertvollsten Anregungen und Erfahrungen vermittelte uns die jahrelange therapeutische Arbeit mit Patienten, denen an dieser Stelle unser besonderer Dank gilt.

Münster, im Frühjahr 2008

Gisela Bartling
Liz Echelmeyer
Margarita Engberding

I Ausgangsüberlegungen – Zum Verständnis des Konzepts

Problemlösemodelle finden in der Klinischen Psychologie seit Jahrzehnten starkes Interesse und breite Verwendung als Systematisierungs- und Orientierungshilfe (vgl. D'Zurilla & Goldfried, 1971; Dörner, 1994; Bartling et al., 1980a; Kanfer et al., 2004). Mit Hilfe dieser Konzepte lassen sich heterogene Befunde, die nicht ohne weiteres in den Rahmen einer einzelnen therapeutischen Richtung einzuordnen sind, in die theoretische und praktische Arbeit integrieren.

Hochqualifizierte und umfangreiche Forschungstätigkeiten haben im Bereich der Klinischen Psychologie in den letzten Jahren zu einer Vervielfältigung ätiologischer Befunde und effizienter Veränderungsmethoden im Hinblick auf psychische Störungen geführt. Angesichts dessen stehen Psychotherapeuten vor der Frage, wie sie dieses detaillierte Störungs- und Veränderungswissen im Therapieprozess mit einzelnen Patienten systematisch nutzen können.

Das Problemlösemodell bietet hier eine sinnvolle formale Strukturierungs- und Orientierungshilfe: Es liefert zum einen eine Anleitung für das geordnete praktische Vorgehen und ermöglicht zum anderen die stringente Integration empirisch gesicherten Wissens.

Wir stellten 1980 ein allgemeines Konzept zur Problemanalyse und Planung des therapeutischen Veränderungsprozesses als Leitfaden für die Praxis vor (Bartling, Echelmeyer, Engberding & Krause, 1980). Unser Anliegen entstand damals aus der Erfahrung, dass sich die herkömmliche Form der Verhaltensanalyse für uns von einer Orientierungshilfe zunehmend zu einer Einschränkung entwickelte (siehe auch Caspar, 1996 b). Wir versuchten daher in dem genannten Leitfaden, den damaligen Entwicklungen in der Klinischen Psychologie und in der Verhaltenstherapie durch folgende *Erweiterungen* Rechnung zu tragen:

* systematische formale Strukturierung des Therapieprozesses durch das Problemlösemodell
* Berücksichtigung allgemeinpsychologischer Befunde in einem umfassenden Verständnis von Verhalten und verhaltenssteuernden Bedingungen

- Analyse des Problemverhaltens auf drei Ebenen: konkretes Verhalten-in-Situationen, Regeln und Pläne, Systemregeln
- erweitertes Verständnis der Problemgenese
- explizite Einbeziehung der Therapeut-Patient-Beziehung

Die Erprobung dieses fünf Phasen umfassenden Modells in Therapie und Ausbildung zeigte seinen Wert als Orientierungs- und Strukturierungshilfe in der Praxis. Überblicke über empirische Ergebnisse zur Verwendung von Problemlöseansätzen in Therapien finden sich vor allem bei Marx (1988) und Grawe et al. (1996).

Besondere Vorteile sehen wir in den flexiblen Einstellungsmöglichkeiten solcher Modelle auf verschiedene »Rasterschärfen« je nach Bevorzugung einer eher mikroskopischen oder makroskopischen Perspektive. Dies erleichtert die beabsichtigte Integration störungs- und methodenspezifischer Befunde.

In der Weiterentwicklung des Leitfadens wurde vor allem der Differenzierung innerer Verarbeitungsprozesse bei der Analyse verhaltenssteuernder Bedingungen Rechnung getragen. Hierbei wurden Ergebnisse der Lernpsychologie und der verhaltenstherapeutischen Forschung, die sich auf externe Verhaltensdetermination beziehen, verknüpft mit Befunden der kognitions-, emotions-, motivations- und neuropsychologischen Verhaltenstheorien. Auf diese Weise wird die Komplexität der Handlungssteuerung berücksichtigt und die einzelnen Komponenten der Selbststeuerung können angemessen beachtet werden.

Das therapeutische Arbeiten mit dem Problemlösemodell geschieht auf dem Hintergrund relevanter Einflussfaktoren (vgl. **Abb. 1**) auf Seiten des Therapeuten, des Patienten sowie der Rahmenbedingungen im gegebenen Kontext. In den gemeinsamen Prozess gehen – implizit oder explizit – neben Konzepten über psychische Störungen und deren Therapie auch persönliche Fähigkeiten, Erwartungen sowie soziale Kompetenzen und Rollenvorstellungen steuernd ein. Der Gestaltungsspielraum wird durch die aktuellen räumlich-zeitlichen, materiellen und sozialen Rahmenbedingungen mitbestimmt.

Im Folgenden wollen wir einige grundlegende Vorannahmen erläutern, um dem Leser einen Zugang zum Verständnis des Konzepts zu ermöglichen.

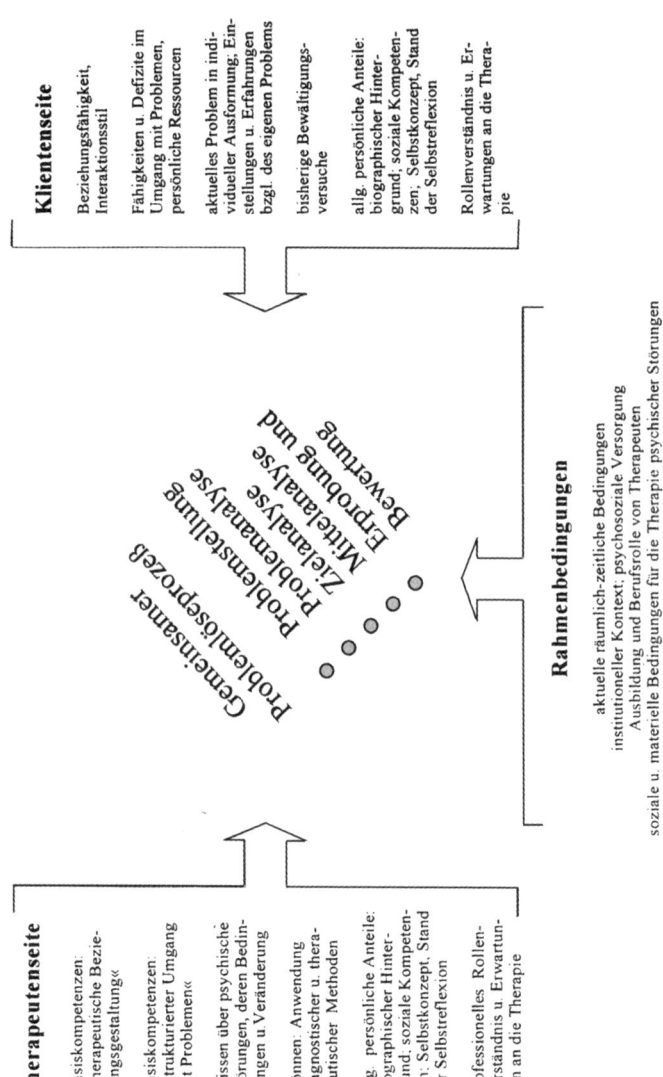

Abb. 1: Einflussfaktoren in der therapeutischen Arbeitsbeziehung

1   Problem und Problemlöseprozess

Da der vorliegende Leitfaden zu einem systematischen Vorgehen für eine möglichst große Bandbreite von Ausgangsbedingungen und Arbeitsweisen klinisch-psychologischer Praxis anleiten soll, wird hier für die Bezeichnung des Ausgangspunktes diagnostisch-therapeutischer Veränderungsprozesse der allgemeine, auch umgangssprachlich geläufige Begriff *Problem* vorgeschlagen. Dabei ist anzumerken, dass sich im Laufe der gemeinsamen Arbeit das Verständnis darüber, was das »eigentliche« Problem ausmacht, verändern kann und der Inhalt präzisiert werden muss.

Nach Dörner (1976, S. 10) entsteht ein Problem dann, wenn sich ein Individuum in einem inneren und äußeren Zustand befindet, den es nicht für wünschenswert hält, wenn es zugleich aber im Moment nicht über die Mittel verfügt, diesen unerwünschten Zustand in einen erwünschten Zielzustand zu überführen. Dies kann daran liegen, dass der unmittelbar verfügbare Stand der Kenntnisse oder Fertigkeiten nicht ausreicht (vgl. auch Klix, 1971; Clauß et al., 1976).

Demnach sind Probleme also im Wesentlichen durch drei Komponenten gekennzeichnet:

- durch einen unerwünschten Anfangszustand,
- durch einen gesuchten Zielzustand,
- durch eine Barriere, die die Transformation vom Anfangszustand in den Zielzustand momentan verhindert.

Die Transformation des Anfangszustandes in einen von ihm abweichenden Zielzustand kann dabei im einzelnen erschwert sein durch mangelnde Klarheit in der Einschätzung des Ist-Zustandes, das Fehlen bzw. das Nichtkennen der richtigen Operationen oder der richtigen räumlich-zeitlichen Anordnung schon bekannter Operationen oder durch mangelnde Klarheit des Zielzustandes (vgl. Dörner, 1994).

D'Zurilla und Goldfried, die bereits 1971 die Übertragung des Problemlöseansatzes in die Klinische Psychologie vorschlagen, verwenden den Begriff *Problem* analog, wenn Defizite irgendwelcher Art eine Person daran hindern, eine effektive Antwort auf eine oder mehrere spezifische Situation(en) ihres Alltags zu finden. Folgerichtig kann der *Therapieprozess als Problemlöseprozess* verstanden werden. Der Patient wird dort als ein Mensch gesehen, der sich von anderen nicht unbedingt in der Art oder Anzahl seiner

Probleme unterscheidet, sondern der über geringere Problemlöse-fähigkeiten verfügt oder in bestimmten Situationen nicht in der Lage ist, seine Fähigkeiten zur Problembewältigung eigenständig und erfolgreich einzusetzen (vgl. Guerney & Stollak, 1965; zusammenfassend Dirksmeier, 1991).

Der therapeutische Veränderungsprozess wird verstanden als Problemlöseprozess im Sinne eines sukzessiven Vorgehens mit Rückkopplungscharakter. Er wird also nicht unterteilt in eine explizit diagnostische und eine davon getrennte therapeutische Phase. Diagnostische und therapeutische Anteile sind vielmehr fortlaufend ineinander verschränkt. Die einzelnen *Stufen des Prozesses* werden in enger Zusammenarbeit zwischen Therapeut und Patient und ggf. Bezugspersonen durchlaufen. Der Therapeut bringt sein Fachwissen ein, wird aber nicht eingeschränkt auf die Rolle des »professionellen Problemlösers« für die Schwierigkeiten anderer gesehen. Seine Kompetenz besteht gerade darin, dieses Fachwissen in der *Kommunikation mit dem Patienten* mit dessen Sichtweise – seinen Erwartungen, Motivationen, Wünschen, Zielen und eigenen Problemlösefertigkeiten – in Verbindung zu bringen, also in einen *gemeinsamen* Problemlöseprozess mit dem Patienten einzutreten.

Das Interesse am Problemlöseansatz hat zu Modellen von formal unterschiedlicher, aber inhaltlich wenig voneinander abweichender Ausdifferenzierung der Teilschritte beim Problemlösen geführt (z. B. D'Zurilla & Goldfried, 1971; Kämmerer, 1983; Dörner, 2003; Kanfer et al., 2000). Wir schlagen hier ein pragmatisches Prozessmodell vor, in dem das Vorgehen beim Problemlösen in die fünf Phasen *Problemstellung, Problemanalyse, Zielanalyse, Mittelanalyse* und *Erprobung und Bewertung von Veränderungsschritten* untergliedert wird (siehe **Abb. 2**).

Bei der Arbeit innerhalb der einzelnen Prozessphasen handelt es sich häufig nicht um einen einmaligen und in sich abgeschlossenen Vorgang. Es bedarf jeweils der *Rückmeldung über Effizienz bzw. Ineffizienz* der bisherigen Schritte, bevor zur nächsten Phase übergegangen werden kann. Aufgrund der Ergebnisse dieser *Rückkoppelung* kann es zur Revision vorher vollzogener Schritte kommen. Stagniert der Prozess einmal völlig, muss gemeinsam überlegt werden, zu welcher evtl. auch weiter zurückliegenden Phase sinnvollerweise zurückgegangen werden soll; an dieser Stelle ist dann mit dem Problemlöseprozess erneut einzusetzen. Hierbei sollte man im Blick behalten, dass sich in der praktischen Umsetzung die Phasen nicht immer eindeutig voneinander trennen lassen und Effekte bzw. Veränderungen oft mehreren Phasen zuzuordnen sind.

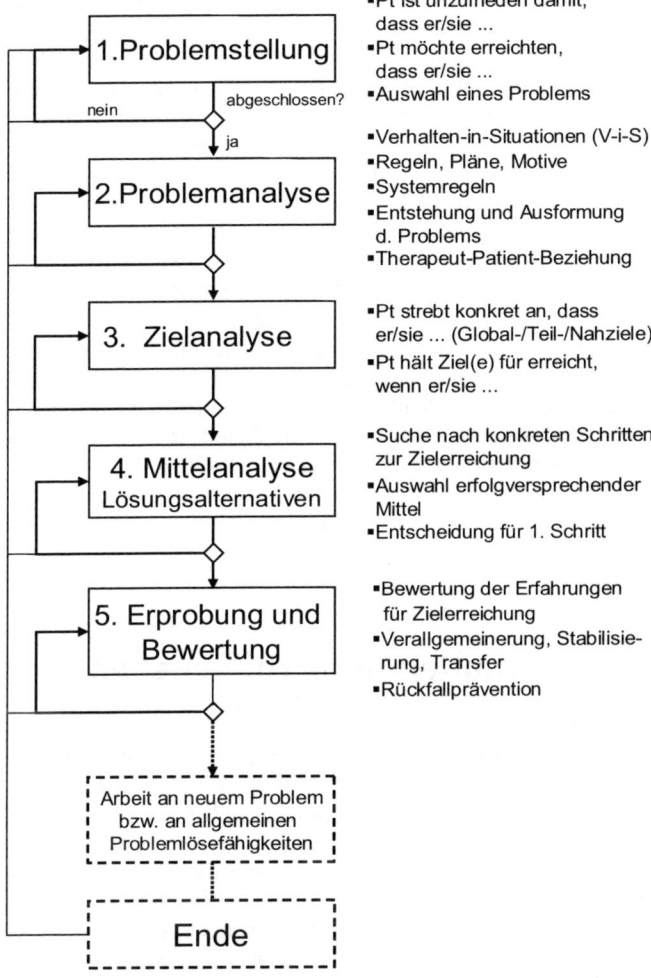

Abb. 2: Prozessmodell des Problemlösens

Therapien, in welchen die Systematik des Problemlösevorgehens auf psychische Probleme von Patienten angewendet wird, bekommen in der umfangreichen Übersichtsarbeit über empirische Psychotherapiestudien von Grawe et al. (1994, S. 447 ff.) bescheinigt, dass sie sich durch eine hohe klinische Relevanz sowie durch »außerordentliche Wirksamkeit« im Erreichen positiver Veränderungen »bei einer Vielfalt von Störungen« auszeichnen. In diesem Zusammenhang spielt die allgemeine Förderung selbständiger Problemlösefähigkeiten eine besondere Rolle. Aus den Befunden wird entsprechend die Empfehlung eines möglichst breiten Einsatzes dieser Methode in der klinischen Versorgung abgeleitet. Zweifellos wird das Problemlösemodell vorrangig in den störungsspezifischen Therapieformen insbesondere der Verhaltenstherapie als Strukturierungshilfe für den Therapieprozess genutzt. Dies ist sicherlich darin begründet, dass die Verhaltenstherapie auf eine Vielzahl empirisch gesicherter ätiologischer Befunde zurückgreift und verschiedene evidenzbasierte Methoden vorzuweisen hat, die in dem formalen Prozessmodell wirksam zusammengeführt werden können.

2 Verhalten und Problemebenen

Die Orientierung am Problemlöseansatz ist, in Absetzung vom behavioristischen Verhaltensmodell, offen für die Integration wissenschaftstheoretischer und handlungstheoretischer Konzeptionen zur Verbindung hermeneutischer und empirischer Methodik (»Verstehen« und »Erklären«) und zum Verständnis des Menschen als reflexions-, kommunikations- und handlungsfähigen Subjekts. Zur näheren Ausführung dieses psychologischen Menschenbildes verweisen wir auf die Arbeiten von Groeben und Scheele (1977) und Groeben (1986). Diese betrachten das Individuum als aktiv mit seiner sozialen und gegenständlichen Umwelt interagierendes Subjekt, das fähig ist, Informationen zu verarbeiten, seine Handlungen rational zu reflektieren, zu erklären und entsprechend zu steuern. Dem gemäß verwenden wir einen erweiterten Verhaltens- bzw. Handlungsbegriff, der sich auf Einheiten unterschiedlichen Umfangs, unterschiedlichen Bewusstheits- bzw. Automatisiertheitsgrades und unterschiedlichen Steuerungsniveaus bezieht (vgl. Echelmeyer & Engberding, 1984). Unser Verständnis von »Verhalten«

schließt verschiedene Modalitäten ein wie offen beobachtbare Verhaltensäußerungen und physiologische Reaktionen, Affekte und Empfindungen, Kognitionen und bildhafte Vorstellungen (vgl. Lazarus, 1978; Kanfer & Saslow, 1976).

Auf dem Hintergrund dieses Verhaltensbegriffs erfolgt die Problemanalyse *auf drei in hierarchischem Verhältnis zueinander stehenden Problemebenen:* auf der Ebene des konkreten »Verhaltens-in-Situationen«, auf der Ebene von Regeln und Plänen und auf der Ebene von Systemregeln.

- Auf der Ebene des »*Verhaltens-in-Situationen*« wird eine Beschreibung und Erklärung konkreten Verhaltens in konkreten Situationen vorgenommen. Diese Herangehensweise war als Erweiterung der klassischen funktionalen Verhaltensanalyse intendiert, wie sie ursprünglich von Kanfer und Saslow (1976) und Schulte (1976) vorgeschlagen wurde. Sie umfasst vor allem vermittelnde innere Prozesskomponenten (vgl. auch Bartling et al., 1987; Caspar, 1996b; Kanfer et al., 2000).
- Auf der zweiten Ebene werden dann übergeordnete habitualisierte verhaltenssteuernde *Regeln und Pläne* des Individuums identifiziert. Hier geht es um Einstellungen, Werthaltungen und Motive in ihrer Bedeutung für die Problematik.
- Bei der Analyse des Problems auf der Ebene von *Systemregeln* werden diejenigen Problembedingungen herausgearbeitet, die in den sozialen Systemen und Subsystemen liegen, in denen der Patient lebt, und die aus den dort vorherrschenden Regeln resultieren. Neben der Funktion des Systems für die Problematik ist hier auch umgekehrt die Funktion der Symptomatik für den Bestand des Systems von Interesse.

Konsequenterweise wird im Verlauf des Prozesses immer wieder in Frage zu stellen sein, ob der Patient – der sich selbst als Symptomträger definiert oder von seiner Bezugsgruppe als solcher definiert wird – tatsächlich derjenige ist, der »das Problem hat«. Nicht jeder, der Symptome zeigt, hat auch entsprechenden Leidensdruck; nicht jeder, der unter Problemen leidet, hat die Bereitschaft oder Möglichkeiten zur Veränderung.

Die Analyse der Problematik auf den genannten drei Ebenen impliziert ein *umfassendes Verständnis der Problemgenese*:

- Es wird von einer Verschränkung aktueller situationsspezifischer mit habitualisierten übergreifenden Bedingungen in der konkreten Handlungsregulation ausgegangen. So stellt sich folgerichtig die Frage nach der früheren (und zukünftigen) *Lerngeschichte als Prozess der Ausdifferenzierung überdauernder Schemata*. Hier geht es um den Erwerb von Motivationsstrukturen, von physiologischen und emotionalen Reaktionsbereitschaften, von kognitiven Einstellungs- und Bewertungsmustern sowie von komplexen Aktionsprogrammen. Diese Sichtweise erlaubt interessante Verbindungen und Integrationen verschiedener entwicklungstheoretischer Ergebnisse und therapeutischer Ansätze (vgl. Caspar, 2007; Young et al., 2005).

- Besondere Aufmerksamkeit verdienen an dieser Stelle handlungstheoretische Konzepte der hierarchisch-sequentiellen Handlungsorganisation (vgl. Hacker, 1973). Wenn *Lernen so im Sinne einer zunehmenden Automatisierung und Generalisierung* verstanden wird, dann folgt daraus für den therapeutischen Prozess des Umlernens oder Neulernens die Frage, wie eingefahrene Gewohnheiten wieder entautomatisiert werden können.

- Eine spezifisch problemorientierte Ausrichtung erweitert die Analyse der Genese von Problemen durch ihr *Verständnis als mögliche Folgen fehlgeschlagener früherer Problemlöseversuche* in der persönlichen Lebensgeschichte, wie sie schon von Hoffmann 1978 vorgestellt wurden. Auf diese Weise eröffnet sich ein Verständnis auch für die aktiven und kreativen Seiten psychischer Probleme. Eine solche Sichtweise erleichtert eine neue Gewichtung der Belastungen, die Integration negativer Erfahrungen in das Selbstkonzept des Patienten und regt zur Suche nach wirklich neuen, zufriedenstellenden Lösungen an.

3 Individualisierung versus Standardisierung im diagnostisch-therapeutischen Prozess

In den letzten 20 Jahren hat sich das ätiologische und therapeutische Wissen über verschiedene Störungsbilder immens erweitert. Diese Fortschritte ermöglichen Standardlösungen in Diagnostik und Therapie, die – bei klarer Indikation – eine ausgiebige individuelle Problemanalyse als überflüssig erscheinen lassen; in diesen Fällen genügen Anpassungen manualisierter Therapiekonzepte an individuelle Besonderheiten und spezifische Kontexte (Schulte, 1991). So müssen in der Anfangsphase einer Therapie konkrete Analysen individueller Verhaltensweisen und ihrer jeweiligen Bedingungen mit klinischen Störungsdiagnosen in Form standardisierter Zuordnungen zu operational umschriebenen Störungsbildern zusammengebracht werden (Engberding, 1996; Fiedler, 1997).

Das Problemlösemodell impliziert, dass eine gesonderte Problemlöseprozedur überhaupt erst nötig wird, wenn eine Standardlösung nicht zur Verfügung steht oder als nicht ausreichend erscheint. Auch in diesem Fall muss unbedingt störungsspezifisches Wissen eingebracht werden, um die Informationsgewinnung gezielt und fundiert lege artis zu gestalten. In allen Fällen gilt es, das allgemeine therapeutische Vorgehen zumindest in der Grobstruktur durchgängig nach den Problemlöseschritten zu organisieren, da auf diese Weise sowohl für Patienten wie für Therapeuten eine angemessene Strukturierung des diagnostisch-therapeutischen Prozesses gewährleistet ist.

Der lösungsorientierte Ansatz (de Shazer, 1993) stellt generell die Notwendigkeit intensiver Problemanalyse in Frage: Diese sei für die Konstruktion von Lösungen sogar eher hinderlich. Der lösungsorientierte Ansatz beansprucht, die angeblich einseitige Ausrichtung an negativen und belastenden Momenten im Problemlöseansatz durch einen Wechsel der Blickrichtung auf Ziele und Ressourcen abzulösen. Dieser pragmatische und im Kern konstruktive Ansatz erscheint uns für die Praxis als durchaus anregend und konzeptuell mit dem Problemlöseansatz kompatibel (vgl. auch Michalak & Vielhaber, 1996); er birgt jedoch die Gefahr, dass das Wissen über störungsspezifische Ätiologie und Therapie sowie über die individuellen Problembedingungen ungenutzt bleibt.

4 Funktion und Handhabung des Leitfadens

Der Leitfaden zur Problemanalyse und Planung des therapeutischen Veränderungsprozesses ist in seiner Hauptfunktion als eine *Anleitung zur Informationsgewinnung und -verarbeitung* zu verstehen.

Die hier auszuwertenden Informationen sind dabei nicht nur den verbalen Berichten des Patienten zu entnehmen, sondern je nach individueller Problematik müssen andere Quellen herangezogen werden.

Problemrelevante Informationen können mit Hilfe des Leitfadens als *Auswertungshilfe* strukturiert und analysiert und die gefundenen Erkenntnisse können für den gemeinsamen Problemlöseprozess verwertet werden. Hierbei sind verschiedene Vorgehensweisen vorstellbar: Es werden entweder Informationen über längere Prozessphasen hinweg gesammelt und in einer umfassenden Problemanalyse ausgewertet, oder es findet nach jeder Sitzung eine Betrachtung des soeben gelaufenen Therapieabschnittes mit Hilfe des ausführlichen Leitfadens (siehe Kap. II) bzw. der Kurzfassung (siehe Kap. III) statt, etwa in Form eines entsprechend erweiterten strukturierten Protokolls oder einer sich an einen Verlaufsbericht anschließenden Reflexion. Die Falldarstellungen in Kap. IV verdeutlichen solch unterschiedliche Vorgehensarten.

Der Leitfaden kann darüber hinaus benutzt werden als *Orientierungshilfe für das Vorgehen in Therapiesitzungen.* Sein Aufbau folgt den fünf Phasen, die für den Prozess des Problemlösens immer wieder herausgestellt werden. Die einzelnen Stichworte (siehe Kurzfassung, Kap. III) sind dabei – ohne Anspruch auf Vollständigkeit – als Anregungen zu verstehen, das Problem in einem möglichst umfassenden Rahmen zu betrachten. Sie müssen keineswegs starr und unbedingt in der im Leitfaden aufgeführten Reihenfolge behandelt werden. Es ist auch nicht sinnvoll, in jedem konkreten Einzelfall alle aufgeführten Aspekte zu erfassen und in gleicher Gewichtung zu behandeln. Zur Unterstützung der inhaltlichen Arbeit haben wir abschließend zu jeder Problemlösephase »Aufgaben für den Therapeuten« und »Mögliche Fragen an den Patienten« zusammenfassend angefügt.

Die Ausführung der einzelnen Stufen im Leitfaden kann des weiteren als Anregung dienen, *grundlegende Problemlösekompetenzen des Patienten zu untersuchen* und durch gezieltes Training zu verbessern. Ein ausführliches Beispiel, das die Teilschritte des Problemlöseprozesses in ihrem Gesamtzusammenhang an einem konkreten Fall demonstriert, findet sich bei Bartling und Echelmeyer (1996). Es kann hilfreich sein – vor allem für Leser, die noch nicht näher mit dem »Prozessmodell des Problemlösens« vertraut sind – diese Falldarstellung vor der hier folgenden differenzierten Abhandlung der Einzelschritte des Prozesses zu lesen.

Zur *Handhabung des Leitfadens* ist anzumerken, dass dieser in zwei verschiedenen Fassungen vorliegt. Zum besseren Verständnis der vorgeschlagenen Art der Therapiestrukturierung und ihres theoretischen Hintergrundes wurde der Leitfaden einerseits relativ breit und inhaltlich detailliert angelegt (Kap. II). Um andererseits Ökonomie in der praktischen Anwendung zu erreichen, wurde eine *Kurzfassung* (Kap. III) erstellt. Je nach Bedarf und nach Vertrautheit mit dem Konzept kann die längere oder die kürzere Version herangezogen werden.

5 Problemanalyse und »Bericht für den Gutachter«

Seit Einführung des Psychotherapeutengesetzes gehört es zu den Aufgaben von Psychotherapeuten, im Rahmen der Beantragung von Therapien bei Leistungsträgern den sogenannten »Bericht für den Gutachter« zu erstellen. Der dort zu bearbeitende Fragenkatalog entspricht weitgehend – wenn auch in etwas anderer Reihenfolge – den Punkten des Leitfadens zur Problemanalyse. Allerdings ist die dort geforderte Funktions- und Bedingungsanalyse weniger differenziert, die Einordnung in ein wissenschaftlich anerkanntes Störungsmodell ist nicht explizit vorgesehen. In dem hier vorgelegten Leitfaden zur Problemanalyse wird zudem der stringenten Ableitung des Behandlungsplans aus dem ätiologischen Modell mehr Gewicht gegeben. Wie ein solcher Bericht an den Gutachter auf dem Hintergrund des Problemlösemodells verfasst werden kann, wird am Fallbeispiel von Frau E. demonstriert. Ein weiteres Fallbeispiel, Frau D., illustriert, wie eine Falldokumentation im Rahmen einer Ausbildung zum Psychologischen Psychotherapeuten angelegt werden kann.

II Ein Leitfaden zur Problem-analyse und Planung des therapeutischen Veränderungsprozesses

Wir setzen mit den Ausführungen zu unserem Prozessmodell bei der Situation ein, die im allgemeinen Verständnis immer noch als üblicher Ausgangspunkt klinisch-psychologischer Tätigkeit gilt: Eine Person, die sich in psychischer, gesundheitlicher oder sozialer Hinsicht beeinträchtigt sieht bzw. von anderen so wahrgenommen wird, sucht einen professionellen Therapeuten oder eine Institution der psychosozialen oder psychiatrischen Versorgung auf oder wird dorthin geschickt, um Unterstützung und Beratung für ihre Probleme zu erhalten. Von den Betroffenen werden Probleme und Symptome in der Regel zunächst als rein individuelle angesehen; nur selten kommen gleich von vornherein mehrere Personen zusammen zur Beratung, etwa Partner oder Familien, die ein Problem als gemeinsames erkannt haben.

Die folgenden Darstellungen beziehen sich aus Gründen der Übersichtlichkeit und Klarheit der Strukturierung weitgehend auf die erstgenannte Variante klinisch-psychologischer Praxis.

Um zu erläutern, in welcher Weise die einzelnen Prozessschritte im Rahmen einer Psychotherapie oder Beratung inhaltlich gestaltet und wie sie in ihrer zeitlichen Abfolge aufeinander bezogen werden können, gehen wir von der Standardsituation einer ambulanten Psychotherapie aus.

Wir legen zunächst 25 bis 30 Sitzungen als Rahmen für die therapeutische Arbeit zugrunde. In dieser Zeit können nach unserer Erfahrung abgegrenzte psychische Störungen oder wenige ausgewählte Problembereiche therapeutisch bearbeitet werden. Dies setzt ein stringentes, systematisches und zielorientiertes Planen und Handeln voraus, einschließlich der Bereitschaft, sich gemeinsam auf das Wesentliche und das Machbare zu konzentrieren. Dies mag bei Störungen von größerem Komplexitäts- und Schweregrad zunächst unrealistisch erscheinen; unsere Vorgabe impliziert auch nicht den Anspruch, solche Störungen innerhalb von 25 Sitzungen behoben zu haben. Indizierte Verlängerungen sollten jedoch nicht zu der Schlussfolgerung verleiten, den Prozess innerhalb der einzelnen Phasen – vor allem zu Beginn – über Gebühr aufzublähen. Auch und gerade bei schwierigen und diffusen Problemen gilt es, sich zu bescheiden, Teilprobleme einzugrenzen und diese voranzubringen, um durch zeitige Erfolge die Veränderungsmotivation zu stärken. Der modellhafte *Therapieverlaufsplan* (s. **Abb. 3**) wird hier einer ausführlichen inhaltlichen Darstellung der einzelnen Schritte im Problemlöseprozess vorangestellt, um deutlich zu machen, wie diese praktisch in einen zeitlichen Rahmen gebracht werden können.

Sitzung	Sitzungsinhalte	Prozessphase				
		I	II	III	IV	V
01. Kontakt	**PROBLEMSTELLUNG** explorieren: erste Orientierung, Überblick, Gewichtung; weitere Diagnoseverfahren und Basisdokumentation	▓				
02. Kontakt	**PROBLEMAUSWAHL**: Problem 1 (P1) herausgreifen und umfassend definieren; ggf. Einführung in Problemlösekonzept	▓				
03. Kontakt	**PROBLEMANALYSE** von P1 auf den Ebenen: - konkrete Verhaltensbeispiele - Regeln und Pläne, Systemregeln		▓			
04. Kontakt	- Genese **BEDINGUNGSMODELL** und Diagnose erstellen u. besprechen		▓			
05. Kontakt	**MOTIVATION** und **VERÄNDERUNGSVORAUSSETZUNGEN** klären **ZIEL**vorstellungen erörtern		▓			
06. Kontakt	**ZIELE** festlegen **LÖSUNGSPRINZIPIEN** auswählen **BEHANDLUNGSPLAN** besprechen		▓			
spätestens jetzt	THERAPIEANTRAG stellen, Bericht an den Gutachter	▓				
07. Kontakt	**LÖSUNGSSCHRITTE** konkret ableiten **SCHRITTFOLGE** beschließen **KONTROLLMESSUNG** überlegen			▓		▓
08. Kontakt	**VERÄNDERUNGSSCHRITTE** erproben			▓		
09. Kontakt	**ERFAHRUNGEN** auswerten			▓		
10. Kontakt	**KORREKTUREN** ggf. vornehmen			▓		
11. Kontakt	**ZWISCHENBILANZ**: derzeitiger Stand der Problembearbeitung? Weitere Ziele und Maßnahmen?			▓		
12. Kontakt	**FESTIGUNG** u. **VERTIEFUNG** erreichter Veränderungen			▓		
13. Kontakt	**TRANSFER** auf andere Alltagsbereiche sichern			▓		
14. Kontakt	**EIGENSTÄNDIGE WEITERFÜHRUNG** planen			▓		
15. Kontakt	**BILANZ** der gemeinsamen Arbeit **AUSWIRKUNG** auf die übrigen Probleme klären **WEITERE ARBEIT** an P1? bzw. **ÜBERGANG** zu P2, P3...?		▓			
16. Kontakt	**BEHANDLUNGSPLAN** ergänzen für P1 bzw.		▓			
↓ und folgende ↓ Kontakte	**PROBLEMLÖSEPROZESS** erneut durchlaufen für P2, P3... (s. 2. Kontakt ff.)		▓			
↓ ↓ Letzte Kontakte ↓ ↓	**ABSCHLUSS** der Therapie vorbereiten: Weiterführende Möglichkeiten? Diagnostische Abschlußkontrolle und Basisdokumentation Selbständige Erprobungsphase		▓		▓	
↓						
etwa 6 Monate nach Abschluß	**KATAMNESE**					▓

Abb. 3: Modellhafter Therapieverlaufsplan

24

1 Problemstellung –
»Worum geht es überhaupt?«

1.1 Erste Orientierung über die Problematik

Zu Beginn des diagnostisch-therapeutischen Prozesses steht der Therapeut vor der Aufgabe, einen ersten Überblick über die aktuellen Probleme zu gewinnen, deretwegen der Patient ihn oder die betreffende Institution aufgesucht hat. Aufschlussreich ist in diesem Zusammenhang auch die Frage, was der aktuelle Anlass für die Anmeldung ist und ob sie aufgrund von Eigen- oder Fremdinitiative erfolgt.

In der Regel findet schon im Anmeldegespräch eine kurze *Bestandsaufnahme der aktuellen Probleme und Symptome* statt, die dann im ersten längeren Kontakt erweitert und vertieft werden kann. Das Vorgehen wird sich dabei in den meisten Fällen zunächst an Schilderung und Sichtweise des Patienten orientieren.

In dieser Anfangsphase geht es für Therapeuten und Patienten auch um eine vorläufige Verständigung darüber, ob eine Zusammenarbeit stattfinden soll und, wenn ja, mit welchen Inhalten und innerhalb welcher Rahmenbedingungen. Bereits in diesem Zeitabschnitt werden – oft unbemerkt – grundlegende Voraussetzungen für die weitere Interaktion zwischen den Beteiligten geschaffen.

Bevor Therapeut und Patient sich detaillierter mit einem ausgewählten Problem oder Problemaspekt befassen, sollte gewissermaßen als Ausgangsbasis der bisherige Informationsstand über die Gesamtheit der Anliegen in alltagssprachlicher Formulierung kurz skizziert werden. Ein Beispiel mit Angaben aus einem Anmeldegespräch soll verdeutlichen, dass eine solche, relativ frühe Zusammenfassung, auch wenn sie noch sehr allgemein und lückenhaft erscheint, schon einen ersten Eindruck von der Problematik und ihrer Bedeutung für den Betroffenen vermitteln kann:

Frau F., 24 Jahre, Erzieherin im Kindergarten in R., kommt wegen Kontaktschwierigkeiten, Minderwertigkeitsgefühlen und Gewichtsproblemen (1,60 m; 85 kg). Die adipöse Patientin leidet unter starker Angst, wegen ihrer Figur aufzufallen oder abgelehnt zu werden. Typische Situationen sind: Zusammensein mit Kolleginnen, Kontakte mit Kindergarteneltern, Wege und Erledigungen in der Stadt und in Geschäften, Kirchenbesuch und Theater. Sie geht selten aus, beteiligt sich kaum an Gesprächen, nimmt an, dass andere ihr Äußeres abstoßend finden und sie nicht akzeptieren. An ihrer Arbeitsstelle kapselt sie sich von Kolleginnen ab; die Arbeit in der Kindergruppe macht ihr allerdings Freude. In der Freizeit bleibt sie meist allein zu Hause, fühlt sich dort einsam, grübelt viel, leidet unter depressiven Stimmungen und isst dann auch besonders viel und unkontrolliert. Die Probleme begannen in der Pubertät, wurden ihr verstärkt bewusst mit Berufsbeginn und Umzug nach R. vor vier Jahren. Sie hat seit zwei Jahren einen Freund in K., den sie als ebenfalls kontaktarm und schüchtern beschreibt. Beide sehen sich nur am Wochenende. Anlass für die Anmeldung: Sie las gestern einen Zeitungsartikel über die Möglichkeit von Therapie bei Essproblemen.

Auf dieser Grundlage können nun Teilprobleme ausgegliedert und detaillierter betrachtet werden.

In vielen Fällen und vor allem, wenn es sich um eine umfassende oder schon recht lange bestehende Problematik handelt, ist es angebracht, sich vor dem Einstieg in die systematische Problemanalyse einen *allgemeinen Überblick über die Lebenssituation und die persönliche Entwicklung* des Patienten zu verschaffen.

Hier kann es hilfreich sein, die Informationen mithilfe biographischer Fragebögen zu ergänzen, z. B. mit dem »Fragebogen zur Person und Lebensgeschichte« (s. Materialien). Solche Instrumente geben Aufschluss über biographische Besonderheiten, über die allgemeine familiäre, soziale und materielle Situation, Ausbildungs- und Berufsentwicklung, über Interessen, Konflikte, Krankheiten und Veränderungswünsche. Das Gespräch mit dem Patienten sollte sich auf die wesentlichen Aspekte der *aktuellen* Problematik konzentrieren und dabei den sozialen Entstehungszusammenhang miteinbeziehen.

Im Hinblick auf die Qualitätssicherung (s. Kap. II, 6) werden häufig über die individuelle Problemerhebung hinaus allgemeine Status- und Strukturdaten erhoben. Für eine solche *Basisdokumentation* gibt es noch kein allgemein verbindliches System; es besteht jedoch Konsens darüber, dass sie mindestens folgende Datenbereiche umfassen sollte (vgl. Laireiter & Baumann, 1996):

- Personendaten (Name, Adresse, Geburtsdatum, Geschlecht)
- Aufnahme- oder Anmeldedaten (Erst-/Folgeanmeldung, Kostenträger, Überweisungsgrund)
- sozial-anamnestische Daten (Familienstand, Konfession, Einkommen, Nationalität)
- berufsanamnestische Daten (höchster Schul- bzw. Berufsabschluss, aktuelle Berufstätigkeit)

- Krankheitsanamnese (erstes Auftreten, bisherige Behandlungen, medizinische Befunde und Medikation)

Im Weiteren umfasst die Basisdokumentation die Daten der individuellen Diagnostik (s. Abschnitt 1.2.2).

Darüber hinaus hat sich als besonders hilfreich eine verhaltensbezogene Auflistung der persönlichen Beschwerden als »Ist-Soll-Diskrepanzen« in Form folgender Satzergänzungen erwiesen:

- »Der Patient ist unzufrieden damit, dass er ... «
- »Der Patient möchte erreichen, dass er ... «

Eine Klärung der Problemstellung in der Art solcher jeweils korrespondierender Aussagenpaare, die übrigens in der Ich-Form auch als Hausaufgabe empfehlenswert sind, dient als Grundlage für die weitere Arbeit und kann jederzeit weiter ausdifferenziert oder korrigiert werden.

In diesem Zusammenhang gilt es, die grundsätzlichen Einstellungen des Patienten in Bezug auf die Existenz psychischer Probleme, seine Annahmen über Entstehung und Veränderbarkeit von Problemen und die Selbsteinschätzung über eigene Handlungsmöglichkeiten im Umgang damit (vgl. Kanfer et al., 2004) zu thematisieren. Dies dient auch dem Ziel, nicht nur Defizite des Patienten wahrzunehmen, sondern auch seine Ressourcen und seine grundsätzlichen Problemlösefähigkeiten ins Blickfeld zu rücken. Hinweise zu Literatur und entsprechenden Instrumenten finden sich bei Dirksmeier (1991).

1.2 Problemdefinition und Diagnostik –
»Nicht gleich auf dem ersten Gleis abfahren«

Wir schlagen vor, die bis dahin gewonnenen Informationen möglichst bald zu strukturieren und in eine vorläufige Ordnung zu bringen. Gegebenenfalls müssen Problembereiche erst einmal voneinander abgegrenzt und ihr Verhältnis zueinander geklärt werden, damit die Auswahl eines Arbeitsschwerpunktes für die erste Therapiephase in sinnvoller Weise getroffen wird.

1.2.1 Ordnen der Probleme

Verständnis und erstes Ordnen der genannten Probleme sind abhängig von der Qualität der Problembeschreibung, z. B. diffuse vs. präzise oder abstrakte vs. konkrete Problembeschreibung. Weiter ist von Interesse, ob die Problematik bereits chronisch existiert oder erst in jüngster Zeit aufgetreten ist. Die folgenden Beispiele sollen Schwierigkeiten illustrieren, die sich für die Strukturierung bei verschiedenen Problemkonstellationen ergeben können.

Am einfachsten erscheint das weitere Vorgehen, wenn der Patient ein *einziges, engumschriebenes Problem* lösen will und in allen anderen Lebensbereichen gut zurechtkommt. Dieser Fall ist allerdings recht selten.

> Eine Patientin hat eine klar umgrenzte Angst vor Spinnen und Ungeziefer. Sonst ist sie nicht besonders ängstlich; andere Probleme, die damit im Zusammenhang stehen könnten, haben sich aus den bisherigen Informationen nicht ergeben.

Häufig werden schon zu Beginn der Arbeit *mehrere Probleme nebeneinander* als behandlungsbedürftig genannt:

> Ein Patient meldet sich zur Therapie an, weil er große Arbeitsschwierigkeiten hat. Dies ist sein akutes Anliegen, aber er lässt bei dieser Gelegenheit anklingen, dass er auch soziale Ängste und sexuelle Probleme hat.

Schon nach kurzer Zeit kann sich herausstellen, dass das zuerst angesprochene Problem zu vage und zu allgemein beschrieben war, und dass es sich eigentlich um das *Resultat* eines oder mehrerer vorgeordneter Probleme handelt:

> Eine Patientin kommt wegen Depressionen zur Therapie. Aus den Angaben zum Auftreten und zum Inhalt der depressiven Verstimmungen wird deutlich, dass sie in ihrem Kontaktverhalten und in ihrem Leistungsverhalten stark beeinträchtigt ist und dass außerdem enorme Konflikte mit dem Partner und den Eltern bestehen.

Im Verlauf der ersten Gespräche wird manchmal schon deutlich, dass die *Beeinträchtigung* des Patienten *viel weitreichender* ist als zu Beginn angenommen:

> Ein Patient meldet sich wegen Schlafstörungen; er ist der Meinung, dass er nur den »richtigen Dreh« zum Einschlafen finden müsse. Erst später wird klar, dass er beruflich unter starkem Stress steht und inzwischen eine ernstzunehmende Alkohol- und Tablettensucht entwickelt hat.

Schließlich besteht die Möglichkeit, dass sich die *ursprüngliche Definition* des Problems *verschiebt* und dass die Notwendigkeit einer Veränderung bei anderen Beteiligten liegt:

> Ein Kind wird in der Beratungsstelle vorgestellt, weil es in letzter Zeit in der Schule sehr unregelmäßige Leistungen erbringt. Nachts hat es oft Angstträume und schreckt auf. Die Mutter vermutet selbst einen Zusammenhang damit, dass der Vater immer häufiger nachts betrunken nach Hause kommt und dann laute, aggressive Auseinandersetzungen mit seiner Frau beginnt.

Als anschauliches Hilfsmittel für die Benennung und Abgrenzung der Probleme empfehlen wir den sogenannten Problemverteilungskuchen: Hier zeichnet der Patient in einen Kreis, der die Gesamtheit seiner Probleme symbolisiert, verschiedene Segmente wie Tortenstücke ein. Jedes Segment stellt eines seiner Probleme dar; die Größe jedes einzelnen Segments zeigt das Ausmaß seiner Belastung durch das jeweilige Teilproblem an.

Die Einschätzung des *Verhältnisses der Probleme zueinander* kann an dieser Stelle nur eine vorläufige sein (s. dazu auch Kap. II, 2.5). Die oben genannten Beispiele, vor allem das letzte, zeigen, dass Patient und Therapeut zunächst ein gemeinsames Problemkonzept entwickeln müssen, um dann eine Entscheidung darüber zu treffen, welches Einzelproblem oder welcher Problemaspekt zuerst zur weiteren Bearbeitung ausgewählt werden soll.

1.2.2   Weitere Informationsgewinnung

Nach dieser ersten Bestandsaufnahme der Beschwerden und Symptome aus subjektiver Sicht des Patienten sollte die Informationserhebung erweitert werden durch den Einsatz strukturierter, evtl. auch standardisierter Erhebungsverfahren; auch Befunde aus anderen Quellen müssen berücksichtigt werden.

Für eine gründliche Diagnosestellung ist es geboten, mithilfe eines *strukturierten klinischen Interviews* abzuklären, ob über die anfangs genannten Probleme hinaus weitere Symptome und Störungen vorliegen.

Hier sind folgende Instrumente zu nennen: Das SKID – Strukturiertes klinisches Interview für DSM-IV – (Wittchen et al., 1997) ermöglicht Diagnosestellungen für Störungen auf Achse I und Achse II. Das DIPS – Diagnostisches Interview bei psychischen Störungen – (Schneider & Margraf, 2006) ist vor allem für eine differenzierte Diagnose von Angststörungen hilfreich. Ein voll standardisiertes In-

terview mit genauer Festlegung aller Schritte der Datenerhebung und
-auswertung stellt das CIDI – Composite International Diagnostic
Interview – (Wittchen & Semmler, 1997) dar.

Für den Bereich kindlicher Verhaltensstörungen gibt es entsprechende Instrumente, z. B. das CASCAP-D – Psychopathologisches
Befund-System für Kinder und Jugendliche – (Döpfner et al., 1999),
das Kinder-DIPS (Unnewehr, Schneider, & Margraf, 1998) und das
DSYPS – Diagnostik-System für psychische Störungen im Kindes-
und Jugendalter – (Döpfner et al, 1998).

Auf dieser Grundlage kann der Einsatz weiterer, sowohl stö-
rungsübergreifender als auch störungsspezifischer Fragebogen
geplant werden. Für die störungsübergreifende Standarddia-
gnostik bieten sich die SCL 90-R (Franke, 1995), das BSI (Franke, 2000) sowie ein Fragebogen zur Lebenszufriedenheit an. Wir
empfehlen, immer auch Fragebögen zur Erfassung von Depressivität und zum Substanzgebrauch einzusetzen. Hinzu kommen
störungsspezifische Fragebögen, wie z. B. der AKV (Ehlers &
Margraf, 1993) bei Panikstörungen und Agoraphobie oder die
SOMS (Rief, Hiller & Heuser, 1997) bei somatoformen Störungen.

Im Materialanhang findet sich eine Übersicht zu empfohlenen
Fragebögen für häufig vorkommende psychische Störungen (vgl.
auch Fydrich et al., 1996).

Umfangreiche Zusammenstellungen von Fragebögen, die für die
psychotherapeutische Arbeit hilfreich sind, finden sich bei Brähler
(Brähler, Schumacher & Strauß, 2002) sowie in den Internationalen
Skalen für Psychiatrie (CIPS, 2005).

Die Frage, ob und, wenn ja, an welcher Stelle Fragebögen und
andere psychodiagnostische Verfahren sinnvoll eingesetzt werden
können, muss unter Berücksichtigung der jeweiligen Problemstellung und nicht zuletzt auch der Vertrautheit des Patienten im Umgang mit PC oder schriftlichem Material immer wieder überlegt
werden.

Häufig kann der Therapeut auf Vorinformationen von Bezugspersonen oder überweisenden Institutionen zurückgreifen. Im Fall
von Vorbehandlungen sollte der Therapeut Berichte und Material
aus früheren Therapien – mit Erlaubnis des Patienten – anfordern
und nutzen. In der Regel werden auch medizinische Befunde mit
dem Konsiliarbericht eingeholt und berücksichtigt.

Die *Erhebung des psychopathologischen Befundes* bezieht relevante Phänomene des aktuellen psychischen Funktionierens in den
Prozess der Diagnosestellung ein.

Beurteilt wird das Funktionsniveau in folgenden Bereichen:

- Bewusstsein
- Orientierung
- Aufmerksamkeit und Konzentration
- Gedächtnis
- Auffassung und Intelligenz
- formales und inhaltliches Denken
- Affektivität
- Antrieb und Psychomotorik

Außerdem wird auf Ich-Störungen, Zwänge und Befürchtungen sowie Suizidalität geachtet. Das Diagnosesystem der Arbeitsgemeinschaft für Methodik und Dokumentation in der Psychiatrie (AMDP, 2006) ermöglicht das strukturierte Abfragen und systematische Beobachten der genannten Bereiche.

Für die anstehende Konzeptualisierung und Reflexion der individuellen Problemstellung und auch für den weiteren Verlauf sollen alle relevanten Vorinformationen, über die der Therapeut zu diesem Zeitpunkt verfügt, zusammenfassend festgehalten werden, so dass er jederzeit wieder darauf zurückgreifen kann.

1.2.3 Vorläufige Diagnose und Indikationsstellung

Neben der individuellen bedingungsanalytischen Problemdiagnostik ist in der klinischen Praxis die Einordnung der Symptomatik in ein psychiatrisches Klassifikationssystem unerlässlich. In der Forschung wird überwiegend das Diagnostisch-Statistische Manual Psychischer Störungen (DSM-IV-TR; Saß et al., 2003) herangezogen. In der psychiatrischen und psychotherapeutischen Praxis ist in Deutschland der Gebrauch der »International Classification of Diseases« (ICD-10; Dilling et al., 2004) vorgeschrieben. Klassifikationssysteme dieser Art liefern verbindliche Entscheidungskriterien für die Diagnose psychischer Störungen und ermöglichen damit eine Verständigung zwischen verschiedenen Fachleuten. Die Diagnose innerhalb eines Klassifikationssystems motiviert den Therapeuten, bei der Datenerhebung und Therapieplanung den Suchraum zu präzisieren, indem er sein störungsspezifisches Wissen aktiviert bzw. erweitert. Diagnostisches Vorgehen, Indikationsstellung und therapeutisches Handeln werden so einer Überprüfung zugänglich.

Problemsammlung und an dieser Stelle noch vorläufige Diagnose nach ICD bzw. DSM bieten eine Entscheidungsgrundlage für oder gegen eine problemorientierte Verhaltenstherapie.

Kann keine Störungsdiagnose gestellt werden und besteht das Problem beispielsweise in einer persönlichen Zielfindung, ist es besser, zur Klärung eine entsprechende therapeutische Methode – etwa den klientenzentrierten Ansatz – zu wählen.

Entsprechend der Diagnose muss geklärt werden, welches therapeutische Setting geeignet ist, und der erforderliche zeitliche Umfang ist grob zu überschlagen.

> In einer Psychotherapiepraxis stellt sich während der diagnostischen Untersuchung heraus, dass eine Patientin, die zu Beginn nur unter Ängsten zu leiden schien, erkennen lässt, dass sie Halluzinationen hat und sich von Stimmen belästigt fühlt, die ihr befehlen, von einer Brücke zu springen. Statt der ursprünglich angedachten ambulanten Psychotherapie erfolgt nun eine sofortige Aufnahme in die psychiatrische Klinik.

Bei jeder Aufnahme einer ambulanten Psychotherapie muss vorab eine medizinische Abklärung der Symptomatik erfolgen, die im sogenannten Konsiliarbericht des Arztes zusammengefasst ist. Die Frage einer medizinischen Mitbehandlung sollte in diesem Zusammenhang mit dem Arzt geklärt werden.

Eine erste *Einführung des Patienten in das Konzept des problemorientierten verhaltenstherapeutischen Vorgehens* ist an dieser Stelle empfehlenswert, indem über Inhalte und allgemeine Ziele der Zusammenarbeit gesprochen wird (vgl. auch Kap. II, 3.2). Das intendierte Vorgehen sollte auf jeden Fall möglichst früh allen Betroffenen transparent gemacht werden, damit sie aktiv und selbstverantwortlich mitarbeiten können.

Spätestens mit der Antragsstellung bei der Krankenkasse oder -versicherung müssen die Rahmenbedingungen für die Therapie vereinbart werden:

- Frequenz der Behandlung (intensiv vs. niedrig frequent)
- Dauer und Anzahl der Sitzungen
- Finanzierung, ggf. Ausfallhonorar

Ein wesentlicher Vorteil des Problemlösemodells besteht darin, dass es nicht nur Therapeuten, sondern auch Patienten außerordentlich plausibel erscheint, weil es dem Alltagsverständnis eines sinnvollen, systematischen, geordneten und gleichzeitig kreativen Vorgehens offenbar sehr entgegenkommt. Therapeuten und Patienten können also auf der gleichen Grundlage arbeiten und so ihre unterschiedlichen persönlichen und fachlichen Vorbedingungen, Kenntnisse und Kompetenzen für einen gemeinsamen Problemlöseprozess unter ganz unterschiedlichen Rahmenbedingungen zusammenbringen.

Als *Orientierung der Patienten über das Therapiekonzept* und zur wiederholten Vergewisserung aller Beteiligten über die aktuelle Zielsetzung und den jeweiligen Stand im Prozess kann ein einfacher Überblick über die fünf Phasen in stichwortartigen Kernaussagen oder in direkten Fragen auf einem Merkblatt oder auf einem gut sichtbar aufgehängten Poster dienen, beispielsweise in folgender Form:

1. Was sind meine Probleme und Veränderungswünsche?
   Mit welchem Anliegen fange ich an?
2. Wie sieht mein »Problem-Verhalten« genauer aus?
   Welche Ausnahmen gibt es?
   Wie ist das Problem entstanden, und wie wird es aufrechterhalten?
3. Welche Ziele will ich erreichen? Was will ich lernen?
   Welche Stärken kann ich nutzen?
4. Mit welchen Mitteln kann ich das gewählte Ziel erreichen?
   Welche konkreten Schritte mache ich zuerst?
5. Wie nützlich war der jeweils erprobte Schritt im Hinblick auf mein Ziel? Was folgt aus der Erfahrung damit?

1.3 Problemauswahl

Die Klärung des aktuellen Anlasses für die Aufnahme einer Therapie gibt Aufschluss über Leidensdruck und – noch wichtiger – über die Veränderungsmotivation des Patienten. Untersucht man die subjektiven und objektiven Bedingungen dafür, dass der Patient hier und jetzt das Problem angehen will, dann entgeht man der Gefahr, das Problem als »bereits gestelltes« einfach zu übernehmen.

Herr B. möchte eine Therapie aufnehmen, weil er sich endlich entschlossen hat, seinen Alkoholmissbrauch zu bekämpfen. Auf die Frage, warum er den Beschluss gerade jetzt gefasst hat, gesteht er ein, dass er bereits zwei Abmahnungen im Betrieb hat. Daraufhin habe ihm seine Frau gedroht, sich von ihm zu trennen, wenn er nicht umgehend etwas unternehme. Er sähe sein Problem als »wirklich dringend« an.

Für die Auswahl des ersten zu bearbeitenden Problems ist eine *Gewichtung der Probleme* erforderlich. Zur Orientierung sind folgende Kriterien hilfreich:

- subjektive Beeinträchtigung und Belastung des Patienten;
- Dringlichkeit;
- Veränderungsbereitschaft;
- Erfolgsaussichten, Realisierbarkeit;
- äußerer Druck und mögliche negative Folgen eines Aufschubs.

Nicht immer empfiehlt es sich, das sogenannte »Kernproblem«, im Sinne eines funktional vor- oder übergeordneten Problems als Erstes anzugehen. Die Erfolgsaussichten können gering, Angstbesetztheit und Schwierigkeitsgrad hoch sein und entsprechend damit die motivationsfördernden Anfangserfolge unwahrscheinlich werden. Für die Auswahl eines übergeordneten Problems kann jedoch sprechen, dass die Behandlung *eines* Bereichs die Bearbeitung der übrigen wenigstens zum Teil überflüssig macht.

Hat man an dieser Stelle ein Problem ausgewählt, dann müssen Patient und Therapeut überlegen, wie mit den zunächst ausgeblendeten Bereichen im weiteren Verlauf umgegangen werden soll. Nicht alle Probleme müssen schon vor der Zielbestimmung und den ersten Veränderungsschritten vollständig analysiert sein. Bei vielen Problemkonstellationen kann es sinnvoll sein, mit Veränderungen in einem Problembereich zu beginnen und die Analyse der restlichen Problembereiche zunächst aufzuschieben und gegebenenfalls sukzessive zu vervollständigen. Ist allerdings ein wechselseitiger funktionaler Zusammenhang der verschiedenen Probleme zu vermuten, empfiehlt sich eine möglichst baldige Analyse des gesamten Problemkomplexes. In jedem Fall sollte vor Einführung einschneidender Veränderungsmaßnahmen zumindest für das betreffende Problem eine gründliche Analyse geleistet sein.

Der Konsens über die Problemstellung wird davon abhängen, wie komplex und auf welcher Abstraktionsebene die Problematik bisher zur Sprache gekommen ist. Therapeut und Patient sollten unter Berücksichtigung der Meinung aller Beteiligten so früh wie möglich eine Einigung auf eine *gemeinsame Problemdefinition* suchen. Sie wird sich besonders langwierig gestalten, wenn die Sichtweisen bezüglich der Problemstellung sehr unterschiedlich sind. Dabei kann allerdings schon sehr vieles für die Problemanalyse und die Problemlösung geleistet werden.

So kann sich ein *Jugendlicher* in seiner Familie völlig unverstanden fühlen und darunter sehr leiden. Sein *Vater* empfindet ihn als widerspenstig und verwahrlost und macht seine Freunde für die Ladendiebstähle des Sohnes verantwortlich, während die *Mutter* glaubt, dass ihr Mann den Sohn mit seinem autoritären Verhalten aus dem Haus treibt. Der *Therapeut* vermutet zusätzlich, dass das inkonsistente Erziehungsverhalten der Eltern entscheidend zur Entwicklung des Problems beigetragen hat.

Es ist also erforderlich, dass *alle* Beteiligten – der Patient, die relevanten Bezugspersonen und auch der Therapeut – sich über ihre Sichtweise klar werden, diese im Gespräch offenlegen und gegeneinander abwägen.

Weiter ist zu überlegen, wie weit die vorgesehene gemeinsame Arbeit die Analyse und *Lösung bestimmter aktueller Probleme* zum Inhalt und Ziel hat und in welchem Verhältnis dazu die *Verbesserung der allgemeinen Problemlösefähigkeiten* stehen soll. Beide Aspekte müssen wohl in den meisten Fällen als eng miteinander verbunden gesehen werden, wobei oft erst im Verlauf der Therapie eine zunehmende Beachtung des zweiten, eher übergeordneten Gesichtspunktes möglich ist. Aber auch schon bei der Bearbeitung eines konkreten Problems wird sich zeigen, wo spezifische Defizite des Patienten im Umgang mit seinen Problemen liegen. Diese können dann immer mehr zum eigentlichen Gegenstand der Behandlung werden.

Mit einer depressiven Mutter von zwei Kleinkindern wird zunächst überlegt, wie sie die zentralen Anforderungen des Alltags (Versorgung der Kinder) bewältigen und sich dafür Unterstützung in der Verwandtschaft organisieren kann. In einem zweiten Schritt werden Strategien im Umgang mit ihren störungsspezifischen Defiziten entwickelt, z. B. Aufbau positiv verstärkender Aktivitäten, Tagesstrukturierung, Auseinandersetzung mit selbstabwertenden Gedanken. In einer letzten Therapiephase wird überlegt, wie die Patientin selbstständig die gelernten Strategien zur Bewältigung neu auftretender Probleme einsetzen kann.

Am Ende dieser ersten Phase der Problemstellung sollte ein Problem ausgewählt sein, so dass die Phase der Problemstellung als abgeschlossen gelten kann.

Im folgenden Kasten werden noch einmal die zentralen Aufgaben des Therapeuten und beispielhafte Fragen an den Patienten in der Phase der Problemstellung zusammengefasst.

Aufgaben für den Therapeuten in Phase 1

- Identifizieren und benennen Sie die verschiedenen Problembereiche, grenzen Sie diese voneinander ab!
- Welche Zusammenhänge zwischen den verschiedenen Problembereichen sehen Sie?
- Wählen Sie einen Problembereich bzw. Teilbereich als ersten Ansatzpunkt für eine Problembearbeitung aus!
- Welche Ressourcen gibt es seitens des Patienten bzw. seiner Umwelt, die Sie für die Therapiearbeit nutzen können?

Mögliche Fragen an den Patienten in Phase 1

- Welche Probleme belasten Sie? Was möchten Sie verändern, lernen, erreichen?
- Wie hängen Ihre Probleme möglicherweise miteinander zusammen?
- Mit welchem Problem möchten Sie anfangen?
- Welche Hilfen bei der Problemlösung können Sie aus Ihrer Umwelt erwarten, und was trauen Sie sich selbst zu?

2 Problemanalyse –
»Das Knäuel soll entwirrt werden«

Haben sich die Beteiligten über eine gemeinsame Definition der Problemstellung verständigt, kann zur zweiten Phase des Problemlöseprozesses, nämlich der Problemanalyse, übergegangen werden. Hier geht es darum, den unerwünschten Ausgangszustand genauer zu betrachten, wobei die defizitären Problemlösestrategien, die bisher einer Zielerreichung im Wege standen, einbezogen werden.

Wir schlagen vor, die Analyse der Probleme auf drei in einem hierarchischen Verhältnis zueinander stehenden Problemebenen vorzunehmen. Auf der Ebene des Verhaltens-in-Situationen und der Ebene der Regeln und Pläne findet die *individuelle Analyse* statt. Die Betrachtung des *sozialen Kontextes* auf der Ebene der System-Regeln ergänzt die Analyse.

An die Analyse der aktuellen Problembedingungen schließt sich die Betrachtung der *Problemgenese* an.

Die gewonnenen Informationen werden ausgewertet und mit störungsspezifischem Bedingungswissen in Beziehung gesetzt. Auf dieser Grundlage werden Hypothesen über die Entstehung und Aufrechterhaltung des Problems abgeleitet und zu einem *individuellen Störungsmodell* zusammengefasst. Dieses stellt den Ausgangspunkt für die weitere Veränderungsplanung dar.

2.1 Verhaltensanalyse –
»Wie sieht das ganz konkret aus?«

In der Verhaltensanalyse betrachten wir das konkrete Verhalten des Patienten und am Problem beteiligter Personen in problemrelevanten Situationen. Ziel der Analyse ist es, ein *funktionales Bedingungsmodell* zu erstellen, also Aussagen über die Art der aktuellen Verhaltenssteuerung zu machen. Diese Aussagen haben den Charakter von vorläufigen Hypothesen (Schulte, 1996a; Kanfer et al., 2004).

Die Darstellung erfolgt in zeitlich gegliederten *Verhaltenssequenzen*, die die Modalitäten des Verhaltens, seine vorausgehenden, vermittelnden und nachfolgenden Bedingungen erfassen. Bestehen die vorausgehenden oder nachfolgenden Bedingungen aus Verhalten von Interaktionspartnern, so kann es sinnvoll sein, auch für diese Personen Verhaltenssequenzen zu erstellen.

Die Analyse konkreten Verhaltens-in-Situationen (V-I-S) geschieht durch das Herausgreifen interessierender Verhaltensausschnitte aus dem »Verhaltensfluss«.

2.1.1 Auswahl und Charakterisierung des Problemverhaltens

1. Wahl eines Verhaltensausschnittes

Anhand der individuellen Problemstellung muss zuerst entschieden werden, welches Verhalten sinnvollerweise für die Analyse ausgewählt wird. Die Bestimmung dessen, was als Verhalten herausgegriffen und im Sinne einer abhängigen Variablen definiert wird, ist von der Interpunktion des Betrachters abhängig. Jede Verhaltensweise kann innerhalb eines Verhaltensflusses potentiell die Funktion einer abhängigen (AV) wie auch einer unabhängigen Variablen (UV) einnehmen. Im ersten Fall stellt sie selbst das zu analysierende Verhalten dar. Unter einem anderen Betrachtungswinkel kann sie als vorausgehende, vermittelnde oder nachfolgende Bedingung für ein anderes Verhalten angesehen werden.

> Aufgrund von Arbeitsüberlastung (UV) zeigt eine Mutter große Ungeduld (AV) bei der Überwachung der Hausaufgaben ihres Sohnes. Diese Ungeduld ihrerseits erhält als vorausgehende Bedingung für die schlechte Konzentration des Jungen (AV) die Funktion einer unabhängigen Variablen.

> Wird bei einer Patientin mit Essstörungen der Essanfall als interessierendes Verhalten (AV) ausgewählt, hat das restriktive Essverhalten im Vorfeld die Funktion der unabhängigen Variablen (UV). Konzentriert man sich dagegen auf das Erbrechen als problematisches Verhalten (AV) wird der vorhergehende Essanfall zur unabhängigen Variablen (UV).

Besteht das Problem darin, dass ein bestimmtes Verhalten nicht gezeigt wird (Verhaltensdefizit), kann das in der Situation stattdessen gezeigte Verhalten betrachtet werden.

> Eine depressive Frau beteiligt sich nicht an den Familienaktivitäten. Hier könnte das Verhalten »schweigend in einer abgelegenen Ecke sitzen« analysiert werden.

Fast immer ist es nötig, neben dem problematischen Verhalten das erwünschte Alternativverhalten in seinem Bedingungszusammenhang zu betrachten.

Unter welchen Bedingungen kann sich ein im schulischen Bereich kon-
zentrationsschwaches Kind länger dauernd mit einer Sache befassen?

Das jeweils ausgewählte Verhalten wird anhand mehrerer typischer
Einzelbeispiele – möglichst aus verschiedenen Kontexten und möglichst aus der letzten Zeit – mit all seinen wichtigen situativen Bestimmungsstücken betrachtet.

2. Charakterisierung des Verhaltens

Hier sollen Aussehen, Intensität, Frequenz und Verlaufscharakteristika des Problemverhaltens erfasst werden:

Aussehen: Hier geht es um die möglichst konkrete und differenzierte Beschreibung des Verhaltens in allen Komponenten.

> Eine Zwangspatientin schildert detailliert ihr Ritual, das sie beim Betre-
> ten der Wohnung ausführt, um keine Schmutzpartikel einzuschleppen.

Intensität: Die Intensität einer Symptomatik schwankt gewöhnlich
je nach Befindlichkeit und Kontext.

> Die Angst von Frau P., in der Öffentlichkeit zu sprechen, variiert mit der
> Anzahl, dem Bekanntheitsgrad und dem Status der Zuhörer. Zur Einschät-
> zung der Angst oder des subjektiven Unbehagens kann das sog. »Angst-
> thermometer« mit einer Skala von 1 bis 100 dienen.

Frequenz: Die Häufigkeit des Verhaltens kann für eine frei zu wäh-
lende Zeiteinheit (Woche, Tag usw.) erfasst werden. Hierzu sollte
eine Grundlinienerhebung (Baseline) erfolgen. Variiert die Verhal-
tensauffälligkeit mit den Kontexten, wird die Frequenz für jede
Bedingungskonstellation erfasst.

> Die 12-jährige Anita leidet unter Trichotillomanie (Haareausreißen). Sie
> wird angeleitet, die Haare, die sie während einer Schulstunde ausreißt,
> zu sammeln und zu zählen und mit der Anzahl der ausgerissenen Haare
> während eines 45-minütigen Fernsehfilms zu vergleichen.

Verlaufscharakteristika: Nicht alle Komponenten des Verhaltens
treten gleichzeitig und unmittelbar nach dem »Alles-oder-Nichts-
Prinzip« auf. Diese Charakteristika können Hinweise für die Veränderungsplanung geben.

> Die Panikattacke von Herrn F. beginnt mit Hitzewallungen, Handschweiß
> und rasendem Herzklopfen, danach setzt ein Ringgefühl in der Brust mit
> Atemnot und Angstgefühlen ein. Es folgt kurze Zeit später ein anhalten-

des Übelkeitsgefühl, das auch noch etwa eine Stunde nach Abklingen der anderen Symptome bestehen bleibt.

Besonders wichtig ist die Analyse der Verhaltensdynamik bei Verhalten mit starken physiologischen Komponenten.

Als Informationsquelle für die Analyse typischen Problemverhaltens dienen Gespräche, Selbst- und Fremdbeobachtung, diagnostische Rollenspiele, vor allem aber kontinuierliche Aufzeichnungen des Patienten über Vorkommen und Bedingungen des Verhaltens-in-Situationen. Viele Therapiemanuale bieten Anregungen und Vorlagen für solche Verhaltensprotokolle, wie z. B. das Marburger Angsttagebuch in Margraf und Schneider (1997), das Kopfschmerztagebuch für Kinder in Kröner-Herwig (2000) oder das Essprotokoll in Tuschen-Caffier und Florin (2002).

2.1.2 Funktionales Bedingungsmodell

Im funktionalen Bedingungsmodell werden auf der Grundlage der Analyse von Einzelbeispielen Hypothesen darüber erstellt, welche vorausgehenden, vermittelnden und nachfolgenden Bedingungen das problematische Verhalten bzw. das Alternativverhalten beeinflussen.

2.1.2.1 Erläuterung des Modells

Wir schlagen ein Modell zur Bedingungsanalyse konkreten Verhaltens-in-Situationen (V-i-S; s. **Abb. 4**) vor, in dem folgende Komponenten unterschieden werden:

- externe Situation (Se) und interne Situation (Si) als zeitlich vorausgehende Bedingungen
- Wahrnehmungsprozess (WP) und innere Verarbeitung (iV) als vermittelnde Bedingungen
- Verhalten (V) in seinen verschiedenen Modalitäten als abhängige Variable
- externe Konsequenzen (Ke) und interne Konsequenzen (Ki) als nachfolgende Bedingungen

Das Modell impliziert, dass über Rückkoppelungsschleifen sowohl internal wie external ein Feedback stattfindet. So kann die Eigendynamik von Handlungsabläufen sequentiell dargestellt werden. Auch längerfristige Lernprozesse im Sinne der Ausbildung habitualisierter, übergeordneter Verarbeitungs- und Steuerungsmechanismen werden auf diese Weise beschreibbar.

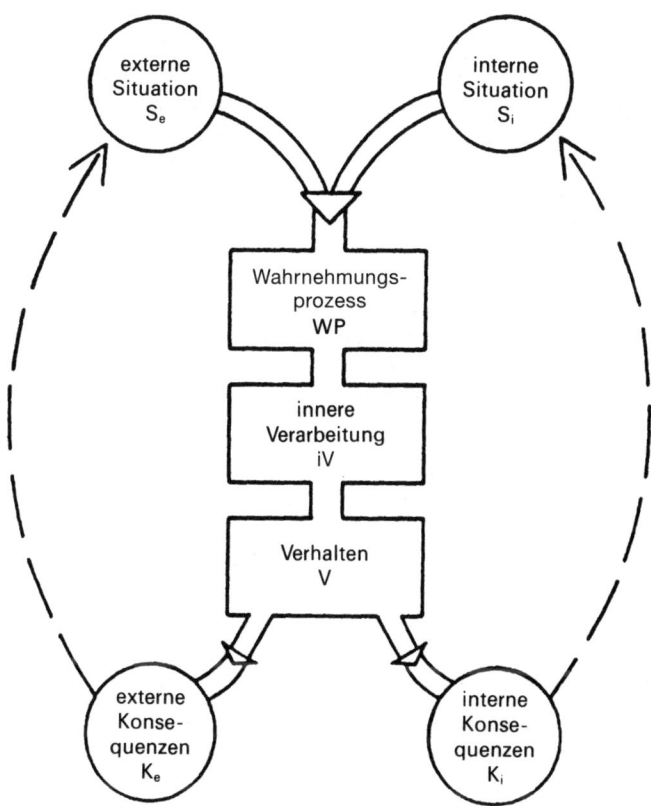

Abb. 4: Modell zur Bedingungsanalyse von Verhalten in Situationen: Überblick

Im Modell werden Wahrnehmungsprozess, innere Verarbeitung und Verhalten gesondert analysiert. Verhalten wird hier in einem umfassenden Sinne sowohl als äußere, beobachtbare Reaktion als auch als inneres Denken und Erleben verstanden. Eine solche Strukturierung des Handlungsablaufs in

• eine Phase der Wahrnehmung bzw. Orientierung oder Informationsaufnahme (WP),

41

- eine Phase der Informationsverarbeitung und Handlungsvorbereitung (iV) sowie
- eine dritte Phase der Handlungsausführung und -kontrolle (V)

kann sich auf Grundauffassungen über relevante Prozesskomponenten stützen, die von verschiedenen informations- und verhaltenstheoretischen Ansätzen geteilt werden (Müsseler & Prinz, 2002). Wir gehen davon aus, dass die verschiedenen Variablen im Sinne einer zeitlichen Abfolge in vielen Fällen unterscheidbar sind, wenn auch vor allem die inneren Prozessanteile als ineinander übergehend betrachtet werden müssen. *Ausgangspunkt der Analyse ist immer das Verhalten*. Im Folgenden werden die Variablen ausführlich erläutert; eine Zusammenfassung findet sich in **Abbildung 5.**

Unter *Situation* (S) subsumieren wir länger- oder kurzfristig existierende, aber immer aktuell bedeutsame *interne* und *externe* Bedingungen und Ereignisse, die dem Verhalten vorausgehen. Es sollen spezifische für das Verhalten wichtige Merkmale der Situation erhoben werden. Im Einzelnen interessieren:

- problemrelevante kritische Situationen bzw. Anforderungen
- räumliche, zeitliche, materielle Bedingungen
- Verhalten anderer Personen
- Stimmung, Bedürfnislage des Handelnden
- überdauernde und/oder aktuelle Bedingungen des körperlichen Befindens
- Vorstellungen des Handelnden
- Gedanken und Vorhaben des Handelnden

Der *Wahrnehmungsprozess* (WP) soll thematisiert werden als Selektionsprozess mit den Anteilen *Orientierung, Aufnehmen* und *Kodieren* von Informationen. Diese Teilprozesse finden auf dem Hintergrund von Vorerfahrungen, aktuellen Zielsetzungen und Bedürfnissen statt. Sie werden in der Regel als unbewusst und automatisch erlebt, seltener als bewusst und absichtsvoll. Die Rolle solcher automatischen Prozesse für Affektentstehung und Verhaltenssteuerung wurde in den letzten Jahren vielfach eindrucksvoll belegt (Goschke, 2002). Die Informationsaufnahme kann beispielsweise unter den Aspekten Breite, Differenziertheit, Richtung nach innen oder außen, Lage- oder Handlungsorientierung und bevorzugte Sinnesmodalität betrachtet werden.

Die *innere Verarbeitung* (iV) umfasst Interpretation der Situation, Bewertung der Situation und Handlungsvorbereitung.

Die *Interpretation der Situation* bezieht sich auf individuelle kognitive Verarbeitungsmuster, die über beobachtbare Aspekte der Situation hinausgehen wie Kausalattribuierungen, Bedeutungszuschreibungen, Erwartungen und Schlussfolgerungen.

Bei der *Bewertung der Situation* findet ein Vergleichsprozess zwischen Ist und Soll statt, d. h. der Handelnde bewertet die Situation in Hinblick auf eigene Bedürfnisse, eigene und fremde Ansprüche und Ziele. Daraus ergibt sich für ihn der »persönliche Bedeutungsgehalt« der aktuellen Situation.

Bei der Analyse von Teilprozessen der Handlungsvorbereitung stellt sich die Frage, was beim Handelnden antizipatorisch aktualisiert wird

- an Wünschen, eigenen und fremden Standards in Bezug auf das Verhalten, an Zielen bzw. Konflikten zwischen den genannten Komponenten;
- an Strategien und Handlungsplänen im Sinne von Ziel-Strategien-Verbindungen;
- an Selbstwirksamkeitseinschätzungen, also Einschätzung der eigenen Kompetenz und Effizienz;
- an Einschätzung möglicher Konsequenzen.

Schließlich sind volitionale Prozesse von Interesse, d. h. wie Entscheidungen zwischen verschiedenen Handlungstendenzen getroffen werden und wie die Selbstmotivierung für eine bestimmte Handlung, etwa durch Selbstinstruktion, aussieht.

Bei der Analyse der inneren Verarbeitungsprozesse geraten also Teilprozesse in den Blick, die in verschiedenen Theorieansätzen unterschiedlich spezifiziert werden. Für die Analyse der Situationsinterpretation können Attributionstheorien (vgl. Försterling, 2006) herangezogen werden wie auch kognitive Ansätze. So werden im Ansatz von Beck (1976; Beck et al., 1992) speziell formale Fehler der Bedeutungszuschreibung untersucht. Die Rational-Emotive-Therapie nach Ellis (1997) befasst sich vorrangig mit der Rationalität von Situationsbewertungen (vgl. Stavemann, 2007; Wilken, 1998).

In der Betrachtung der Handlungsvorbereitung können Ergebnisse mehrerer Theorieansätze von Interesse sein, z. B. die Plananalyse nach Caspar (2007) und Grawe und Caspar (1984), oder Ansätze zur Analyse der Handlungsregulation (Kuhl & Beckmann, 1994).

Auch »klassische« Ansätze wie die »self-efficacy«-Theorie von Bandura (1977) und das Selbstinstruktionskonzept von Meichenbaum (1995) helfen zu klären, inwieweit ein Patient in der Lage ist, sich selbst zu motivieren und zu steuern.

So lassen sich im Rahmen des Problemlöseansatzes auch heterogene Inhalte sinnvoll miteinander und mit störungsspezifischen Erkenntnissen kombinieren.

Verhalten (V) wollen wir in einem erweiterten Sinn verstehen; es soll nicht nur beobachtbares Verhalten, sondern Handeln und Erleben umfassen. Bei der genaueren Aufschlüsselung unterscheiden wir folgende Modalitäten:

- motorische Modalität (Vm): beobachtbare Verhaltensäußerungen
- emotionale Modalität (Ve): subjektives Erleben und Fühlen
- kognitive Modalität (Vk): Gedanken und bildhafte Vorstellungen
- physiologische Modalität (Vph): körperliche Reaktionen und Körperempfindungen

Das Verhalten steht zwar im Modell an vierter Stelle; in der praktischen Arbeit muss jedoch die Bedingungsanalyse hier den Anfang nehmen. Sie dient schließlich dazu, dieses ausgewählte Problemverhalten funktional zu erklären. Dieses muss also vorher definiert sein, und von hier nimmt gewissermaßen die »Interpunktion« des Gesamtprozesses ihren Ausgang.

Die *Konsequenzen* (K) werden nach drei Gesichtspunkten unterteilt:

- Zeitpunkt:
  Kk = kurzfristige Konsequenzen
  Kl = langfristige Konsequenzen
- Entstehungsort:
  Ke = externe Konsequenzen: aus der Umwelt oder durch andere Personen
  Ki = interne Konsequenzen: Selbstbewertungen, Erleben, physiologische Reaktionen
- Qualität:
  K+ = Eintreten einer positiven Konsequenz (Belohnung, positive Verstärkung)
  K̸ = Wegfall einer antizipierten negativen Konsequenz oder Wegfall eines vorher bestehenden aversiven Zustandes (negative Verstärkung)
  K– = Eintreten einer negativen Konsequenz (Bestrafung)
  K̸ = Wegfall einer antizipierten positiven Konsequenz oder Wegfall eines vorher bestehenden positiven Zustandes (Löschung).

Die Aspekte können in einer Kodierung zusammengefasst werden, so wird z. B. eine kurzfristige, interne, negative Konsequenz als

Kki- kodiert, die langfristige Beseitigung einer äußeren aversiven Bedingung wird als K̶l̶é̶– kodiert.

Die Regelhaftigkeit, mit der Konsequenzen auf ein Verhalten folgen, die sogenannte Kontingenz, sollte ebenfalls in die Betrachtung einbezogen werden.

Eine lerntheoretische Analyse der Konsequenzen und Kontingenzen gibt Aufschluss über ihre verhaltenssteuernde Funktion im Sinne von Verstärkungs-, Bestrafungs- und Löschungsprozessen. Auch wenn ein Verhalten nicht als operant eingestuft wurde, erscheint es uns interessant, Rückkoppelungsprozesse zu betrachten, nämlich die Auswirkungen des Verhaltens auf

- die Wahrnehmung der Ausgangssituation sowie
- die innere Verarbeitung, speziell die Erwartungen auch in ihrer längerfristigen Funktion für das Verhalten in zukünftigen Situationen.

Dies entspricht einem weiterentwickelten Konzept von Lernen als Erfahrungs- und Erwartungsbildung. **Abbildung 5** zeigt die Komponenten der Verhaltensanalyse im Überblick.

Ebenso wie problemtypische Situationen werden auch Ausnahmen und Alternativen analysiert: Hier werden sowohl Bedingungen betrachtet, unter denen das Problemverhalten nicht auftritt, als auch Bedingungen, unter denen das gewünschte Verhalten gezeigt wird.

S Situation

Überdauernde bzw. akute interne oder externe Vorbedingungen, Ereignisse
- Problemrelevante kritische Situationen, Anforderungen, Auslöser
- Räumliche, zeitliche, materielle Bedingungen
- Verhalten anderer Personen
- Eigenes Verhalten, Stimmung, Bedürfnislage
- Vorstellungen, Gedanken und Vorhaben
- Überdauernde und aktuelle Bedingungen des körperlichen Befindens

 WP Wahrnehmungsprozess

Orientierung
Aufnehmen und
Kodieren von Informationen

iV Innere Verarbeitung

Interpretation der Situation
 Kausalattribuierung, Bedeutungszuschreibung
 Erwartungen, Schlussfolgerungen

Bewertung der Situation
 In Bezug auf eigene Bedürfnisse, Ziele, Ansprüche
 Vergleich zwischen Ist und Soll

Handlungsvorbereitung
- Wünsche, eigene und fremde Standards, Ziele, Konflikte
- Strategien, Handlungstendenzen, Handlungspläne
- Selbstwirksamkeitseinschätzungen: Einschätzungen der eigenen Kompetenz und möglicher Konsequenzen (Effizienz)
- Entscheidungen und Selbstmotivierung (z. B. durch Selbstinstruktionen)

 V **Verhalten** im Sinne von Handeln und Erleben

V_m motorische Modalität, Tun, beobachtbare Verhaltensäußerung
V_e emotionale Modalität, subjektives Erleben und Fühlen
V_k kognitive Modalität, Gedanken und bildhafte Vorstellungen
V_{ph} physiologische Modalität, körperliche Reaktionen und
 Körperempfindungen

 K Konsequenzen

- Zeitpunkt: kurzfristig / langfristig (K_k / K_l)
- Quelle: extern / intern (K_e / K_i)
- Qualität: Entstehen bzw. Wegfall positiver oder negativer Konsequenzen ($K+$, $K-$, $\not{K}+$, $\not{K}-$)

Abb. 5: Modell zur Bedingungsanalyse von Verhalten in Situationen: Ausführung der Bestimmungsstücke

2.1.2.2 Graphische Darstellung von Verhaltenssequenzen

Die Informationen aus den Situationsbeispielen werden anhand der aufgeführten Bestimmungsstücke strukturiert und in Form von zeitlich gegliederten Verhaltenssequenzen veranschaulicht. Dabei kann nach dem in **Abbildung 6** dargestellten Grundmuster vorgegangen werden.

S_e
S_i
WP/iV
V
m
e
k
ph
$K_{ke/le}$
$K_{ki/li}$

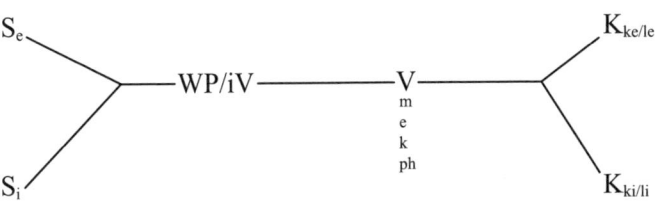

Abb. 6: Schema einer Verhaltenssequenz

S
WP/iV
V1
Kke-
Kind mit Mutter am Eisstand
Kind hat Lust auf Eis
Kind bittet um Eis
Mutter lehnt ab

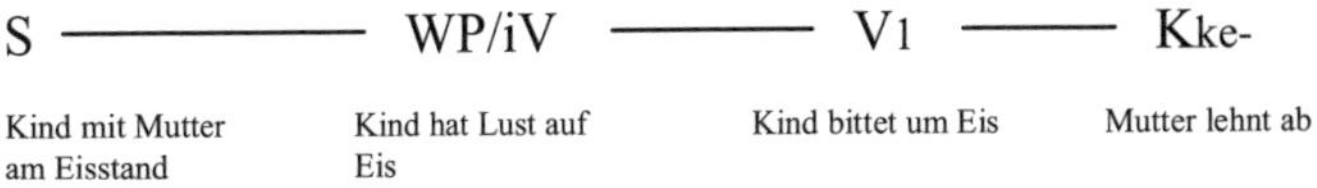

Abb. 7: Schema einer Verhaltenssequenz (Beispiel)

Die Darstellung einer Verhaltenssequenz sollte sich auf die Elemente beschränken, die für die Verhaltenssteuerung bedeutsam erscheinen. Zeitlich aufeinanderfolgendes Verhalten kann wie in **Abbildung 8 und 9** dargestellt werden.

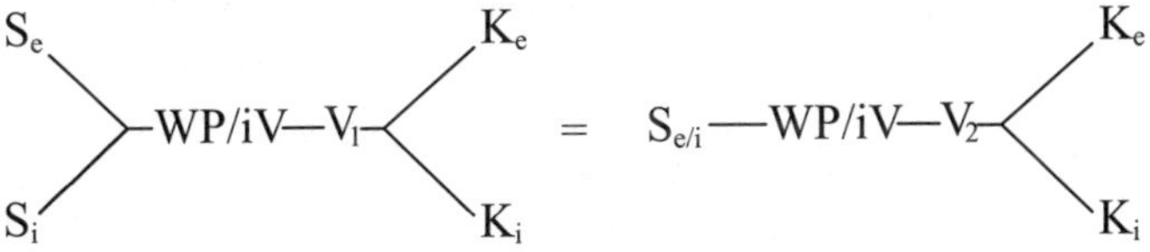

S_e
S_i
WP/iV—V_1
K_e
K_i
=
$S_{e/i}$—WP/iV—V_2
K_e
K_i

Abb. 8: Schema einer Verhaltenssequenz: aufeinander folgende Verhaltenweisen

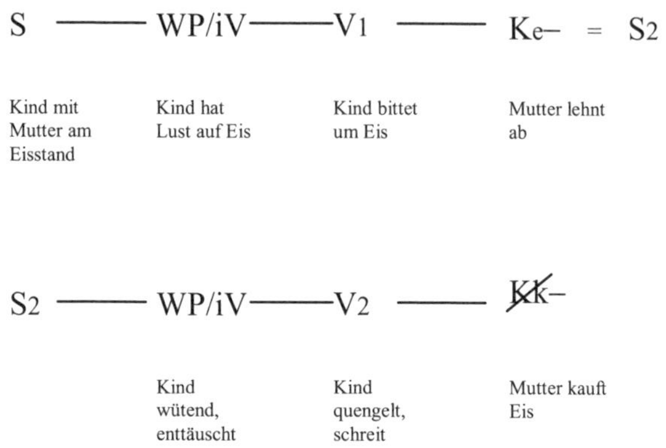

S ——— WP/iV——V1 ——— Ke– = S2

| Kind mit Mutter am Eisstand | Kind hat Lust auf Eis | Kind bittet um Eis | Mutter lehnt ab |

S2 ——— WP/iV——V2 ——— ~~KK~~–

| | Kind wütend, enttäuscht | Kind quengelt, schreit | Mutter kauft Eis |

Abb. 9: Schema einer Verhaltenssequenz: aufeinander folgende Verhaltensweisen (Beispiel)

Werden mehrere Interaktionspartner in die Analyse einbezogen, so lässt sich dies wie in **Abbildung 10** darstellen.

Patient:

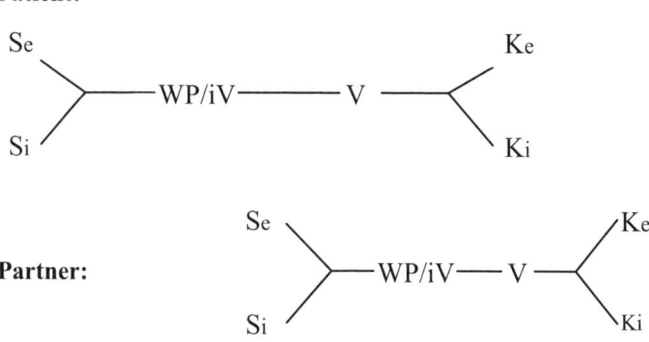

Partner:

Abb. 10: Schema einer Verhaltenssequenz: Zweierinteraktion

48

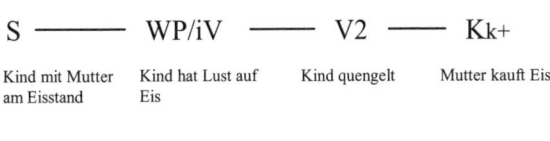

S ——— WP/iV ——— V2 ——— Kk+

| Kind mit Mutter am Eisstand | Kind hat Lust auf Eis | Kind quengelt | Mutter kauft Eis |

S ——— WP/iV ——— V ——— K̶k̶

| Mutter genervt, Angst vor Eskalation | Mutter kauft Eis | Kind gibt Ruhe, keine Eskalation |

Abb. 11: Schema einer Verhaltenssequenz: Zweierinteraktion (Beispiel)

Ein ausführliches Beispiel für eine Verhaltenssequenz:

> Frau R. hat sich von ihrem Mann getrennt; sie fühlte sich viele Jahre lang in Auseinandersetzungen mit ihm verbal unterlegen, obwohl sie im Kontakt mit anderen durchaus beredt war. Sie berichtet der Therapeutin von ihren Schwierigkeiten, im Rahmen einer Gerichtsverhandlung zur Klärung der Unterhaltszahlung ihre Interessen zu vertreten und durchzusetzen (s. **Abb. 12**).

> Es kann angenommen werden, dass das Verhalten von Frau R. durch die negativen Erwartungen und die kurzfristige negative Verstärkung gesteuert wird. Die langfristigen Konsequenzen führen zur Aufrechterhaltung ihres schwachen Selbstbildes. Die unbefriedigende finanzielle Situation bleibt weiter bestehen.

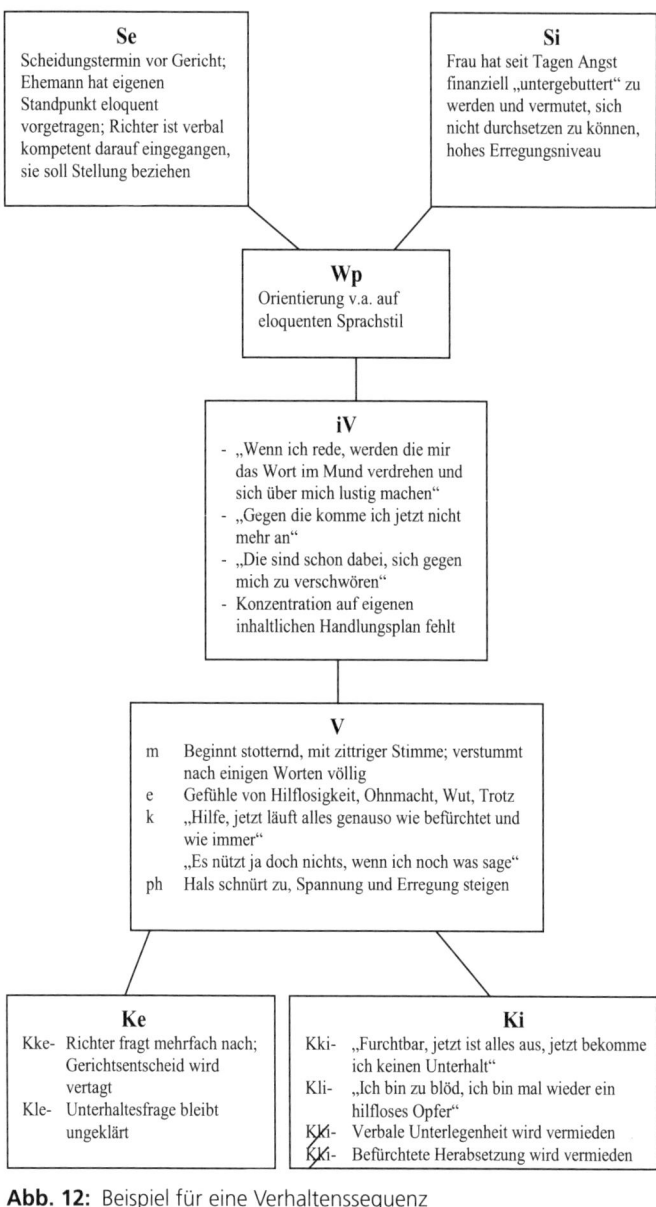

Abb. 12: Beispiel für eine Verhaltenssequenz

2.1.2.3 Erstellen eines funktionalen Bedingungs-modells

Bei der Erstellung des funktionalen Bedingungsmodells für ein Problemverhalten beschränkt man sich nicht auf die Analyse eines einzelnen Beispiels. Um ein umfassendes Bild über die Zusammenhänge zu erhalten, werden mehrere Situationsbeispiele aus unterschiedlichen Kontexten ausgewertet.

So betrachtet man etwa das hyperaktive Verhalten eines Achtjährigen nicht nur zu Hause, sondern auch in der Schule und auf dem Spielplatz.

Die aus diesen Beispielen gewonnenen Informationen werden jeweils in Form zeitlich gegliederter Verhaltensketten zusammengefasst und ggf. graphisch skizziert. Im Vergleich der verschiedenen Sequenzen können die vorausgehenden und vermittelnden Bedingungen dahingehend differenziert werden, wie häufig bzw. in welcher Erscheinungsform das Verhalten bei ihrer Anwesenheit auftritt. Unterschieden werden kann mit folgenden Fragen:

- Unter welchen Bedingungen tritt das Verhalten häufig, selten oder gar nicht auf?
- Unter welchen Bedingungen tritt das Verhalten in besonders intensiver Form auf, wann abgeschwächt?
- Unter welchen Bedingungen tritt das Verhalten mit speziellen Verlaufscharakteristika auf?

Auf diese Weise können dann für das Auftreten des Verhaltens *erleichternde* und *erschwerende* Bedingungen unterschieden werden.

Ebenso werden die nachfolgenden Bedingungen im Hinblick auf die Kontingenzen und auf ihre Verstärkerqualität untersucht. Bei Verhaltensdefiziten wird auch geschaut, ob überhaupt Verstärker für das erwünschte Verhalten existieren.

Auf der Basis des so zusammengestellten Materials können nun Hypothesen zur Verhaltenssteuerung abgeleitet werden. Wir unterscheiden

- Verhalten, das vor allem durch die *vorausgehenden* und *vermittelnden Bedingungen* (S, WP, IV) gesteuert wird: Es beruht zum einen auf Lernprozessen, die analog zum Paradigma der klassischen Konditionierung verstanden werden können, zum anderen auf solchen des kognitiven, sozialen und emotionalen Lernens, die eine Fehlsteuerung in der Informationsverarbeitung und Handlungsvorbereitung zur Folge haben können.
- Verhalten, das vor allem durch die *Konsequenzen* (K) gesteuert wird: positive oder negative (Selbst-)Verstärkung für unange-

messenes Verhalten, (Selbst-)Bestrafung oder Löschung von angemessenem Verhalten, fehlende (Selbst-)Verstärkung für angemessenes Verhalten. Wird das Verhalten vorwiegend durch die Konsequenzen gesteuert, kann von operantem Verhalten gesprochen werden.

- Verhalten, das durch *Modellwirkung* gesteuert und aufrechterhalten wird.
- Verhalten, das durch *Defizite im Wissens- oder Verhaltensrepertoire* gekennzeichnet ist.

Nähere Angaben zur Verhaltenssteuerung finden sich in den zusammenfassenden Darstellungen lernpsychologischer Ansätze von Edelmann (2000) und von Kanfer et al. (2004).

2.1.2.4 Verdeutlichung des Modells anhand eines Beispiels

Herr F., 22 Jahre alt, Bürogehilfe, beginnt wegen sozialer Ängste, Selbstunsicherheit und daraus resultierender depressiver Verstimmung eine Psychotherapie.

Für die Verhaltensanalyse werden typische Beispiele aus verschiedenen Lebensbereichen unter folgenden Leitfragen exploriert:

- Welche Situationen und Situationsaspekte sozialer Kontakte und Bewertungen sind schwierig?
- Wohin ist die Aufmerksamkeit des Patienten gerichtet (erhöhte Selbstaufmerksamkeit)?
- Welche Befürchtungen hat er?
- Nimmt der Patient eigene Bedürfnisse und Interessen wahr und erachtet er sie als wichtig?
- Traut er sich zu, selbstwirksam handeln zu können?
- Welches Bild von sich hat er in diesen Situationen?
- Verfügt er über die notwendigen Verhaltenskompetenzen für diese Situationen (Defizite, Stärken)?

Herr F. berichtet als typisch für seine Schwierigkeit, sich gegenüber Kränkungen und Übergriffen durchsetzen zu können, folgendes Beispiel:

Peter F. teilt sein Büro mit einem Arbeitskollegen. In diesem Raum befindet sich auch das neue Kopiergerät, dessen Funktionsweise Herr F. als einziger beherrscht. Eines Morgens betritt der Vorgesetzte von Herrn F. den Raum, um sich in die Arbeit mit dem neuen Kopierer einweisen zu lassen. Der Arbeitskollege M. ist ebenfalls im Raum. Kaum beginnt Peter F. dem Vorgesetzten gegenüber mit seinen Erläuterungen, stört der Arbeitskollege mit

Zwischenbemerkungen wie: »Hoffentlich geht das gut. Mach bloß keinen Blödsinn!« Der Vorgesetzte reagiert nicht auf den Einwurf des Kollegen, sondern hört aufmerksam zu. Herr F. lässt sich durch die Äußerungen seines Arbeitskollegen M. sehr verunsichern und denkt: »Der Chef wird sicher glauben, dass etwas dran ist an dem, was M. sagt. Er hält mich sicher für bescheuert!« In seinem Magen zieht sich alles zusammen, und er schwitzt. Am liebsten würde er sich verkriechen, gar nicht anwesend sein. Er fühlt Ärger über den Kollegen aufsteigen und Wut über sich selbst, dass er nicht souverän über den Dingen stehen kann. Würde er kontern, so befürchtet er, von seinem Kollegen heruntergeputzt zu werden. Das wäre eine fürchterliche Blamage. Herr F. sagt sich resigniert: »Schon wieder bin ich der dumme Junge! Immer gebe ich ein schlechtes Bild ab! Hoffentlich fällt mein Schwitzen nicht auf! Wie wirkt wohl meine Stimme?« Diese Gedanken gehen ihm durch den Kopf, während er bemüht ist, sich beim Erläutern des Kopiergerätes keine Unsicherheit anmerken zu lassen. Dabei empfindet er seine Stimme als »quäkig«. »Morgen werde ich es M. aber geben«, nimmt sich Herr F. vor; aber es ist ihm heute schon klar, dass ihm dazu der Mut fehlen wird.

Bei der *Auswahl der abhängigen Variablen* in dieser Beispielsituation haben wir uns orientiert am Problem »sich unsicher fühlen und sich nicht behaupten können«.

Wie sieht nun dieses *unerwünschte Verhalten* auf allen Ebenen aus? Peter F. fühlt sich unsicher, gleichzeitig aber auch wütend, reagiert körperlich mit Schwitzen und Magenbeschwerden und handelt äußerlich schematisch weiter, indem er mit den Erläuterungen fortfährt. Die Auseinandersetzung mit dem Kollegen spielt sich allein auf der gedanklichen Ebene ab und bleibt auch dort.

Wodurch wird dieses Verhalten bestimmt?

Diese Frage kann anhand der Variablen des Modells in folgender Weise behandelt werden:

Se = *externe Situation*

- Vorgesetzter (Autorität);
- Anforderung: Kopierer erklären;
- Arbeitskollege anwesend (Beobachter);
- aktuelle Se: ironische Bemerkungen vom Kollegen.

Si = *interne Situation*

- Patient sieht sich der sachlichen Aufgabe eigentlich gewachsen;
- ist beunruhigt durch ironische Reaktion des Kollegen.

WP = *Wahrnehmungsprozess*

- auffallend ist die Orientierung auf das Verhalten des Kollegen (Beobachter), speziell dessen Bemerkungen: das tatsächliche Verhalten des Chefs nimmt der Patient weniger wahr (Ausblenden);

- gesteigerte Selbstaufmerksamkeit: Achten auf eigene physiologische und paraverbale Reaktionen.

iV = *innere Verarbeitung*

Interpretation der Situation:
- der Patient nimmt die Bemerkungen des Kollegen als abfällig und abwertend wahr, interpretiert sie als Störversuche;
- befürchtet, dass der Chef die Perspektive des Kollegen teilt.

Bewertung:
- die vermutete pauschale Herabsetzung durch Kollegen und Chef bewertet der Patient als schrecklich;
- er zieht daraus den Schluss, unfähig und wertlos zu sein.

Handlungsvorbereitung:
- der Patient steht im Konflikt zwischen den Impulsen, zu kontern (»Angriff«) versus sich zu verkriechen (»Flucht«);
- er richtet sich am Standard aus, souverän über den Dingen stehen zu »müssen«, sieht sich durch den Kollegen darin blockiert;
- die Selbstwirksamkeitseinschätzung ist gering; er hat weder Kompetenz- noch Effizienzvertrauen, dem Kollegen Grenzen zu setzen: er befürchtet für diesen Fall eine Niederlage und noch größere Herabsetzung (»fürchterliche Blamage«);
- dabei bleibt die Norm wirksam, Anforderungen des Chefs auf jeden Fall Folge zu leisten; folglich Aktivierung relativ automatisierter und schematischer Handlungsmuster.

V = *Verhalten*

Vm: Patient verharrt in der Situation, erläutert »schematisch« das Kopiergerät, äußert sich nicht zu den Einwürfen des Kollegen;

Ve: steigender Ärger über Kollegen, wachsende Wut über sich selbst;

Vk: »Ich bin nicht fähig, souverän zu sein.«
    »Am liebsten würde ich mich verkriechen.«
    Eindruck, dass seine Stimme »quäkig« klingt;

Vph: Er schwitzt, ist angespannt, sein Magen zieht sich zusammen.

K = *Konsequenzen:*

Externe Konsequenzen, kurzfristig (Kke)

- die befürchteten externen Konsequenzen »fürchterliche Blamage« und Herabsetzung, falls er gekontert hätte, treten nicht ein; das Unterlassen des Konterns wird negativ verstärkt (Kke–);

- Chef reagiert ausschließlich auf sachliches Erläutern, bleibt weiterhin freundlich neutral (Kke+);

Interne Konsequenzen, kurzfristig (Kki)

- starke generalisierte Selbstabwertung, »Schon wieder bin ich der dumme Junge, immer gebe ich ein schlechtes Bild ab!« (Kki-);
- Erwartung eigener Inkompetenz beim Gedanken an Rache (Hilflosigkeit) (Kki-);
- Erwartung einer weiteren Verschlechterung seines »Prestiges« beim Chef (Kki-).

Externe Konsequenzen, langfristig (Kle)

- Kollege behält die »Frotzeleien« bei (Kle-).

Interne Konsequenzen, langfristig (Kli)

- Bestätigung des pauschal negativen Selbstbildes als »dumm«, »bescheuert«, »machtlos« (Kli-).

Nach der Auswertung weiterer ähnlicher Situationen legt die Bedingungsanalyse folgende *Hypothesen* nahe:

1. Der Patient ist selektiv im Wahrnehmungsprozeß auf Anzeichen eigener Unsicherheit und entsprechender körperlicher Symptome ausgerichtet.
2. Er bemüht sich, seine Unsicherheit unter Kontrolle zu bekommen und zu verbergen (Sicherheitsverhalten).
3. Interpretation und Bewertung gehen bei ihm verzerrt in Richtung einer umfassenden Herabsetzung durch andere und einer stark generalisierten Selbstabwertung wie »Ich bin minderwertig, ich bin der Doofe, ich bin lächerlich«.
4. Er hat keine ausreichenden Handlungspläne zur Verfügung, um sich gegen andere abzugrenzen.
5. Seine Selbstwirksamkeitseinschätzung bezüglich der Strategie »kontern« ist sehr gering. Es bleibt offen, ob diese Einschätzung auf Verhaltensdefiziten oder auf erlebten Misserfolgen mit Durchsetzungsversuchen basiert.
6. Es kommt zur Aufrechterhaltung seiner Befürchtungen durch bestätigende Erfahrungen; Alternativverhalten wird nicht ausgetestet.
7. Gehen wir davon aus, dass das Verhalten als derzeit günstigste verfügbare Problemlösung im Sinne eines Kompromisses zwischen verschiedenen aktuellen Handlungstendenzen zu betrachten ist, so wird besser verständlich, *warum* Herr F. in dieser Situation sich *so und nicht anders* verhält.

Wir fassen noch einmal die Schritte zusammen, die für das Erstellen eines funktionalen Bedingungsmodells durchlaufen werden sollten:

- Informieren Sie sich vorab über psychologische Erklärungsmodelle zu dieser Störung.
- Umschreiben Sie das Problemverhalten, welches Sie erklären wollen, möglichst genau.
- Suchen Sie für dieses Problem typische Beispielsituationen aus der letzten Zeit aus.
- Klären Sie nun als erstes, welches Verhalten bzw. Erleben aus dieser Beispielsituation problematisch oder unangemessen erscheint. Dieses stellt im Folgenden die zu erklärende »abhängige Variable« dar.
- Wie sieht das konkrete Verhalten in dieser Situation aus? Beschreiben Sie es auf allen Ebenen: Tun, Äußerungen (Vm); Erleben (Ve); Gedanken, Vorstellungen (Vk); Körperempfindungen, körperliche Veränderungen (Vph).
- Gehen sie die typische Situation durch und betrachten Sie die Variablen S, WP, iV und K.
  - Was kennzeichnet die vorausgehende innere und äußere Situation? (S)
  - Worauf ist die Wahrnehmung ausgerichtet? (WP)
  - Wie werden die Informationen verarbeitet? (iV)
- Welche positiven und/oder negativen Konsequenzen (K) folgen dem Verhalten? Was wird möglicherweise durch das Verhalten vermieden?
- Analysieren Sie auf die gleiche Art und Weise Beispiele für Ausnahmesituationen und positive Erfahrungen mit dem gewünschten Alternativverhalten.
- Identifizieren Sie die steuernden Bedingungen für das Problemverhalten und das Alternativverhalten und formulieren Sie entsprechende Hypothesen.
- Erstellen Sie auf dieser Grundlage ein funktionales Bedingungsmodell und verbinden Sie es mit einem von Ihnen ausgewählten psychologischen Störungsmodell.
- Welche zusätzlichen Informationen benötigen Sie noch, um Ihre Hypothesen abzusichern? Wie können Sie diese Informationen bekommen?
- Bearbeiten Sie nach demselben Muster weitere Beispielsituationen und vergleichen Sie diese mit der ersten analysierten Situation für dieses Problem: Gelten die formulierten Hypothesen weiterhin? Oder müssen sie korrigiert bzw. ganz neu formuliert werden?

2.2   Plan- und Motivationsanalyse –
»Jetzt erweitert sich das Blickfeld«

An die Problemanalyse auf der *horizontalen* Ebene aktueller Handlungsverläufe (V-i-S) schließt sich die sogenannte *vertikale* Analyse an, die die Verhaltenssteuerung im Zusammenhang situationsübergreifender allgemeiner Motive und Ziele betrachtet (Caspar, 2007). Dabei geht es um folgende Fragen:

- Wie können in der Verhaltensanalyse übergeordnete persönliche Motive und Ziele des Individuums berücksichtigt werden?
- Wie können die Erkenntnisse der Bedingungsanalyse über die aktuelle Handlungssteuerung in einer Situation in Verbindung gebracht werden mit wiederkehrenden Mustern der Handlungssteuerung?
- Wie können eingeschliffene Reaktionsbereitschaften und Gewohnheiten entsprechend ihrer Genese einbezogen werden?

Ein Beispiel:
Frau F. möchte ihre Tochter Tina (16 J.) zur Ordnung erziehen. Deshalb ist Tina dafür zuständig, abends den Tisch abzudecken und die Küche aufzuräumen. Doch wenn ihre Freunde und Freundinnen anrufen, springt Tina vom Essen auf, telefoniert lange oder verabredet sich sofort. Dabei vergisst sie ihre Aufgabe, und es bleibt alles stehen. Die Mutter fragt sich dann, ob sie alles so lassen und sich während des gesamten Abends über die Unordnung ärgern soll oder ob sie selber schnell aufräumen und sich über die Tochter ärgern soll. Es kam einmal vor, dass sie konsequent blieb und wartete, bis Tina spät nach Hause kam. Tina war dann aber so müde, dass die Mutter Mitleid hatte und doch in der Nacht noch selber die Küche aufräumte.
Abgesehen von der wechselseitigen situativen Verhaltenssteuerung lässt sich bei der Mutter ein Muster annehmen, mit dem sie folgende Ziele verfolgt:

- die Tochter gut erziehen;
- die Tochter bei Belastungen schonen;
- nicht wegen »Banalitäten« mit der Tochter herumzanken;
- Konflikte vermeiden, um den Frieden in der Familie zu wahren;
- einen ordentlichen Haushalt führen.

Bei der weiteren Exploration zeigt sich, dass Frau F. auch in anderen Bezügen (Beruf, Partnerschaft, Freunde) Konflikte vermeidet, indem sie bspw. eher selber etwas auf sich nimmt, anstatt es von anderen zu verlangen. Frau F. musste in ihrer Jugend im elterlichen Geschäftshaushalt viel Verantwortung übernehmen und fühlte sich mit vielfältigen Aufgaben häufig überlastet. Zu Hause habe es viel Streit gegeben und auf ihre Bedürfnisse habe niemand Rücksicht genommen.

Die grafische Darstellung einer »Planskizze« zu diesem Beispiel findet sich in **Abb. 15.**

Die inneren Prozesse der Handlungsregulation und die ihnen zugrundeliegenden Schemata und Steuerungsmechanismen werden von verschiedenen psychologischen Richtungen unterschiedlich differenziert. Wir beziehen uns im folgenden auf klassische und neuere handlungs- und kognitionstheoretische Ansätze, in denen der Mensch als aktiv und zielgerichtet Handelnder begriffen wird, der verändernd in seine Umwelt eingreift und seine Erfahrungen in ständiger Wechselwirkung mit ihr organisiert.

Historisch gesehen geht dieser Analyseansatz auf frühe handlungstheoretische Konzepte zurück, die durch die Arbeiten von Miller et al. (1960; deutsch 1973) angeregt wurden und in denen die Handlungsregulation sowohl aus der Mikro- als auch aus der Makroperspektive untersucht wurde.

Wir schließen uns bei der Erörterung der Plananalyse vor allem an die Konzeptentwicklung der Arbeitsgruppe um Grawe und Caspar an, die einen entscheidenden Beitrag zur Weiterentwicklung der Verhaltensanalyse geleistet haben (vgl. Caspar, 1996 a, 2007). In der Folgezeit wurde der Plananalyseansatz durch die Einbeziehung der Schematheorie erweitert und ausgebaut (Grawe et al., 1996; Young et al., 2005).

2.2.1 Plankonzept: Betrachtung übergreifender Komponenten der Handlungssteuerung

Im Folgenden skizzieren wir das Plananalyse-Konzept stichpunktartig; eine ausführliche Darstellung und Begründung findet sich bei Caspar (2007).

Definition
Zentrale Analyseeinheit des Plananalyse-Ansatzes ist der »Plan«, der als Verbindung zweier Bestimmungsstücke definiert wird:

1. das Ziel, das durch eine bestimmte Handlungsweise erreicht werden soll, und
2. das zugehörige Mittel/die Strategie zur Zielerreichung (bei Miller et al., 1973, »Operation«).

Hierarchische Struktur
Die Plananalyse bildet das hierarchische Organisationsprinzip der Handlungssteuerung ab (s. **Abb. 13**), wobei es auf jeder Stufe der Hierarchie auch sequentielle Anordnungen geben kann. Die Zielkomponente eines Plans kann jeweils zugleich als Strategiekom-

ponente eines übergeordneten Plans betrachtet werden. Die Stellung von Plänen in der hierarchischen Struktur ist also relativ.

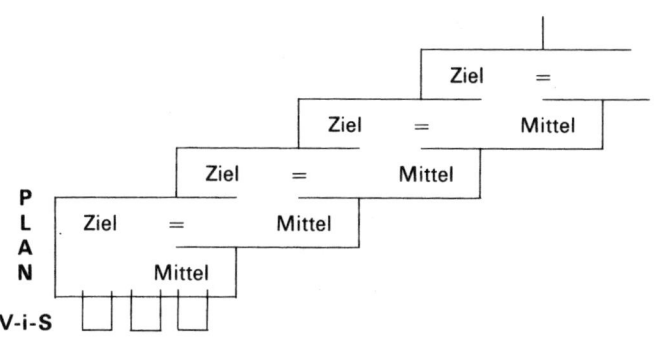

Abb. 13: Pläne als hierarchische Anordnung von Ziel-Mittel-Verbindungen

Plan und Motiv
Die umfassendsten Pläne – hierarchisch hochrangig – repräsentieren entsprechend ganz allgemeine Bedürfnisse eines Menschen, die sein Handeln bestimmen. Persönliche Motive sind bspw. Macht, sozialer Anschluss, Leistung, Autonomie, Genuss, Vermeiden von Unlust, Sicherheit, Anerkennung.

Mehrfache Ziel-Mittel-Verknüpfungen
In der Regel stehen für die Verwirklichung eines Ziels mehrere strategische Möglichkeiten zur Auswahl. Oft müssen dafür mehrere Teiloperationen sequentiell verknüpft werden. Weiter ist ein konkretes Verhalten in einer aktuellen Situation häufig mehrfach bestimmt: Es resultiert aus dem Bemühen, mehreren Plänen gleichzeitig Rechnung zu tragen.

Instrumentelle Sichtweise
Die Plananalyse fragt nach den instrumentellen Aspekten des Verhaltens, also letztlich nach seiner Funktion für übergeordnete Ziele und Bedürfnisse des Individuums. In umgekehrter Richtung interessiert die strategische Operationalisierung bestehender Ziele.

Integrativer Wert
Damit eröffnet das Plankonzept einen interessanten Verbindungsweg zwischen psychodynamischen Therapieansätzen, die sich schwerpunktmäßig mit der Entwicklungsdynamik von Motiven

beschäftigen, und verhaltensorientierten Therapieansätzen, die sich vorwiegend auf die Optimierung von Kompetenzen und Fertigkeiten richten (vgl. Grawe & Caspar, 1984). Die systematische Berücksichtigung und Integration sowohl des Motiv- als auch des Fertigkeitsaspektes für Verständnis und Veränderung komplexer Handlungsweisen führen zu einer Ergänzung beider Therapieansätze im Sinne einer vollständigen Sichtweise.

Plankonflikte und Symptom
Bei Konflikten zwischen einander widersprechenden Plänen stellt das konkrete Verhalten einen mehr oder weniger gelungenen Kompromiss zwischen diesen dar. Werden Symptome als wenig befriedigende Integrationsversuche zwischen widerstreitenden Plänen aufgefasst, dann eröffnet sich ein neues Verständnis von Symptomen und Widerstand gegen Veränderung.

Bewusstheit/Unbewusstheit
Pläne können bewusst oder nicht-bewusst sein. Vor allem *interaktionelle* Verhaltenspläne sind nur teilweise kognitiv repräsentiert und oft hochautomatisiert. Sie müssen daher im Gespräch und durch Beobachtung transsituativer Konsistenzen durch den Therapeuten erschlossen werden und sind später Gegenstand der therapeutischen Verständigung und Reflexion. Durch die Plananalyse können die Beteiligten also einen höheren Grad von Bewusstheit für die Steuerung eigenen Verhaltens erreichen, wodurch gelegentlich allein schon eine Änderung im Erleben und Verhalten im Sinne einer Entautomatisierung erzielt wird.

Hypothetisches Konstrukt
Die Formulierung eines Plans als Ziel-Strategie-Verbindung stellt eine gedankliche Strukturierungshilfe für Therapeuten und Patienten im Sinne eines hypothetischen Konstruktes dar. Ein Plan ist also nicht als Entität zu verstehen, die es zu suchen und zu finden gilt.

Die Begriffe »Regeln« und »Pläne« benutzen wir synonym auf allen hierarchischen Ebenen der Planstruktur. Da mit dem Wort »Plan« alltagssprachlich oft absichtsvolles, bewusstes Verhalten gemeint ist, bevorzugen wir allerdings im Therapiegespräch häufig den Begriff »Regel«. Mit diesem Wort verbinden Patienten leichter Imperativformulierungen, die als Versprachlichung verhaltenssteuernder Pläne besonders eingängig sind.

Interaktionelle Pläne
Ein Großteil des menschlichen Verhaltens richtet sich auf Ziele im sozialen Zusammenhang, ist also Teil interaktioneller Pläne. Im

Sinne ihrer interaktionellen Pläne versuchen Interaktionspartner sich – unbewusst oder bewusst – gegenseitig zu beeinflussen: Sie versuchen, sich gegenseitig zu Verhaltensweisen zu bringen, die den eigenen Plänen entsprechen, bzw. andere an Verhaltensweisen zu hindern, die den eigenen Bedürfnissen zuwiderlaufen.

Beziehung, psychische Störung, Therapie
Unter dieser Perspektive lassen sich psychische Störungen auch als zwischenmenschliche Beziehungsstörungen verstehen bzw. als Folge davon betrachten. Auch die therapeutische Situation stellt einen Ausschnitt des interaktionellen Verhaltens des Patienten – und des Therapeuten! – dar und kann als diagnostisches Mittel zur Erschließung von Plänen nutzbar gemacht werden.

Emotionen
Emotionen geben zum einen unmittelbar Aufschluss darüber, wie ein Individuum in jedem Moment seine persönlichen Pläne zu realisieren vermag. Kommt es zur Gefährdung oder Blockade wichtiger Handlungspläne, werden heftige negative Gefühle aktiviert. Positive Gefühle entstehen, wenn Pläne erfüllt werden bzw. wenn sich neue Wege für die Erfüllung bedeutsamer Pläne auftun.

Pläne haben zum anderen Einfluss auf Auftreten und Art von Emotionen (ob jemand beispielsweise auf eine Bedrohung mit Angst oder Aggression antwortet) und darauf, wie diese Emotionen zugelassen, ausgedrückt und bewertet werden.

Therapieziel: mehr Wahlmöglichkeiten
Therapieziel im Rahmen des Plankonzeptes ist eine Erweiterung der Wahlmöglichkeiten der Person, so dass sie in die Lage versetzt wird, durch ein breiteres Handlungsrepertoire

- ihre Bedürfnisse auf befriedigendere Weise zu erfüllen,
- Kompromisse zwischen widersprechenden Plänen zufriedenstellender zu gestalten,
- bislang defizitäres Verhalten aufzubauen.

Regeln für die therapeutische Interaktion
Für das Interaktionsverhalten des Therapeuten lassen sich auf diesem Hintergrund grundsätzliche Regeln ableiten. Er sollte sich zu zentralen Bedürfnissen/Plänen des Patienten vor allem zu Beginn der Therapie nicht konträr, sondern komplementär verhalten; plankonträres Verhalten sollte nicht zu früh und wenn, dann sehr sorgfältig geplant und eingesetzt werden. Es gilt das Prinzip, die in der

persönlichen Planhierarchie hoch angesiedelten Bedürfnisse anzu-
erkennen und nicht zu früh in Frage zu stellen.

2.2.2   Erschließen von Regeln und Plänen

Die Plananalyse als Teil der Problemanalyse hat das Ziel, problematische Verhaltensmuster in ihrer instrumentellen Funktion für wichtige übergeordnete Ziele der Person umfassend zu verstehen. Auf-
bauend auf der in der ersten Phase durchgeführten »horizontalen«
Verhaltens-prozessanalyse werden in der »vertikalen« Planstruktur-
analyse Probleme in einem größeren Planungs- und Handlungszu-
sammenhang betrachtet. So werden längerfristige Motivationen,
situationsübergreifende Lernprozesse und übergeordnete Ziele auf
ökonomische Weise berücksichtigt.

Die Erhebung dieser Zusammenhänge und ihre graphische Darstellung in einer hierarchisch verschachtelten Planstruktur wird mit
vielen praktischen Beispielen ausführlich erläutert bei Caspar (1996
a, 2007), auf den wir uns in der Darstellung beziehen.

Folgende Fragen mit jeweils wechselnden Perspektiven sollen als
Anregung zur Erstellung einer Planstruktur dienen; die Ergebnisse
können dann in einer komplexeren Anordnung graphisch veranschaulicht werden:

• Welchen übergeordneten Zielen dient das Verhalten X? Welchen
  Zielen dienen diese wiederum als Mittel?
• Wie groß ist der Geltungsbereich eines Plans? Welche Verhal-
  tensbereiche werden von ihm abgedeckt?
• Auf welche konkrete Weise realisiert das Individuum persönlich
  bedeutsame, problemrelevante Ziele?
• Lässt sich das konkrete Verhalten in verschiedenen Situationen
  auf einen gemeinsamen Plan zurückführen?
• Welche Pläne stehen in Konflikt miteinander?
• Stellt das Problemverhalten einen Kompromiss zwischen ver-
  schiedenen Plänen dar?
• Durch welche Pläne wird gewünschtes, jedoch nicht gezeigtes
  Verhalten blockiert?
• Gibt es einen dominanten Plan?

2.2.3 Vorgehen bei der Analyse

Hier kann man auf verschiedene Informationsquellen zurückgreifen:
Schon die ersten Minuten des therapeutischen Kontaktes können Aufschluss darüber geben, wie der Patient soziale Beziehungen gestaltet und seine Bedürfnisse zur Geltung bringt. Hinzu kommen Informationen aus der Exploration, aus Fragebögen zu Zielen, Wertvorstellungen und Motiven, aus fortlaufender Selbst- und Fremdbeobachtung sowie aus der systematischen V-i-S-Analyse.

Ein hilfreiches Instrument zur Erfassung von Motiven stellt der Fragebogen zur Analyse motivationaler Schemata von Grawe und Grosse Holtforth (FAMOS; 2002) dar, der Annäherungs- und Vermeidungsmotive unterscheidet. Der korrespondierende Inkongruenzfragebogen (INK; Grosse Holtforth, Grawe & Tamcan, 2004) erfasst Defizite in der Verwirklichung persönlicher Ziele.

Im Anschluss an die »horizontale« Analyse von mehreren Verhaltensbeispielen in konkreten Situationen werden diese miteinander verglichen und es wird ein gemeinsamer Nenner gesucht. Aus solchen allgemeinen Mustern werden dann gemeinsam Verhaltensregeln und Pläne erarbeitet oder im Nachhinein vom Therapeuten alleine abgeleitet.

2.2.4 Hinweise aus der Therapeut-Patient-Beziehung

Die therapeutische Beziehungssituation kann diagnostisch unmittelbar genutzt werden, indem interaktionelle Pläne aus dem Verhalten des Patienten und aus dessen Wirkung auf den Therapeuten erschlossen werden.

Frau R. lässt sich nicht nur in der oben geschilderten Gerichtssituation durch verbal kompetente Männer verunsichern. Auch wenn die Therapeutin eloquent oder etwas ausführlicher Zusammenhänge formuliert, verstummt die Patientin nachhaltig. Die Therapeutin fühlt sich auf unbestimmte Weise schuldig und bemüht sich verstärkt, die Patientin wieder zum Sprechen zu bringen. Bei genauerer Beobachtung solcher Situationen fällt ihr auf, dass sie sich vor allem durch den vorwurfsvollen Blick der Patientin steuern lässt. Aus der Wirkung des interaktionellen Verhaltens der Patientin auf sich selbst leitet die Therapeutin folgende hypothetischen Pläne der Patientin ab:

- »Überprüfe laufend, ob dein Gegenüber dich als gleichwertig anerkennt und dich wichtig nimmt.«
- »Suche Aufmerksamkeit und Unterstützung, indem du dich gekränkt zurückziehst.«
- »Sorge nicht aktiv, sondern auf indirekte Weise für deine Interessen.«

Die Therapeutin merkt, dass sie selbst wieder einmal nach ihrem Muster »Sei besonders hilfreich und fürsorglich, wenn dein Gegenüber sich unzufrieden zeigt!« gehandelt hat.

Abhängig von der »Interpunktion« der Sequenz kann entweder das Verhalten des Therapeuten als steuernd für das Verhalten des Patienten oder das Verhalten des Patienten umgekehrt als steuernd für das Verhalten des Therapeuten betrachtet werden.

Im obigen Beispiel fällt die Nähe des Plananalyse-Konzepts zum analytischen Konzept der Übertragung und Gegenübertragung auf, wobei das methodische Vorgehen der Plananalyse allerdings von durchgängigem Bemühen gekennzeichnet ist, sich auf beobachtetes Verhalten zu beziehen und den hypothetischen Charakter der interaktionellen Pläne und die Notwendigkeit ihrer Operationalisierung und Überprüfung zu betonen.

Wichtige *Leitfragen* zur Entwicklung von Hypothesen zu interaktionellen Plänen aus der subjektiven Wirkung des Interaktionsverhaltens auf den Therapeuten sind nach Caspar (2007):

- Welche Gefühle und Vorstellungen löst der Patient bei mir und anderen aus?
- Welche Reaktionstendenzen nehme ich bei mir wahr? Was scheint der Patient bei mir und anderen erreichen zu wollen? Zu welchen zwischenmenschlichen Verhaltensweisen will er mich anscheinend bringen?
- Welches Bild von sich scheint der Patient bei mir oder anderen erwecken, welches Bild von sich aufrechterhalten zu wollen? Welche Strategien fallen dabei besonders auf?
- Welches Verhalten von mir oder anderen wäre dem Patienten gegenüber in dieser Situation absolut unpassend? Was würde mir schwerfallen? Welche zwischenmenschlichen Reaktionen scheint der Patient bei mir verhindern zu wollen?

Der Therapeut kann aus der Wirkung des interaktionellen Verhaltens auf seine eigene Person entsprechende Pläne erschließen und daraufhin seine Aufmerksamkeit gezielt auf die zugehörige Operation lenken. In der Folge kann er seine Hypothesen durch Beobachtung und entsprechende Fragen weiter überprüfen, indem er weitere Belege und auch Gegenbeispiele sammelt.

Besonders interessant kann sich eine beidseitige Plananalyse gestalten, in der der Therapeut auch sein eigenes Verhalten im Umgang mit der spezifischen Problematik des Patienten und in der Therapieinteraktion allgemein auf eigene Ziele hin auswertet. Legt man dann beide Planskizzen nebeneinander, wird deutlich, wo es Übereinstimmungen und Gegensätze gibt und inwiefern diese therapieförderlich oder therapiehinderlich sind. Eine solche beidseitige Analyse kann den Therapeuten davor schützen, sich ungewollt in problematische Interaktionsmuster mit dem Patienten hineinziehen zu lassen, z. B.:

- Der Therapeut gibt dem Zwangspatienten beruhigende Rückversicherungen.
- Er übernimmt Entscheidungen für den Patienten, die dieser besser selbst treffen sollte.
- Er lässt sich von den depressiven Verstimmungen des Patienten »mitziehen«.
- Immer, wenn es um sexuelle Probleme geht, weicht der Patient aus und berichtet sehr global; auch der Therapeut fragt nicht konkreter nach und wechselt ziemlich schnell das Thema.
- Der Therapeut hakt bei Nicht-Einhalten von Therapievereinbarung nicht genauer nach.

Bei schwierigen Therapiebeziehungen sollte der Therapeut seine eigene Plananalyse durch Gespräche mit Kollegen bzw. Supervisoren thematisieren und Feedback einholen.

2.2.5 Richtung der Planerschließung

Grundsätzlich kann die Plananalyse in beide Richtungen der Hierarchie erfolgen (Caspar, 2007):

- von unten nach oben: »bottom-up« ↑
- von oben nach unten: »top-down« ↓

In der ersten Richtung wird ausgehend vom konkreten Verhalten nach den damit angestrebten oder realisierten Zielen gefragt.

Die Analyse von oben nach unten versucht dagegen, eine Antwort auf die Frage zu geben, welche individuellen Strategien der Patient entwickelt hat, um seine wichtigsten Bedürfnisse zu befriedigen. Aus Selbstberichten und kommunizierten Einstellungen und Zielvorstellungen werden zugehörige Mittel/Strategien vorhergesagt und konkrete Situationsschilderungen daraufhin durchleuchtet.

Herr A. möchte möglichst bald beruflich befördert werden. ↓
Er versucht, einen besonders guten Eindruck bei seinem Chef zu erwecken, indem er ↓
a) immer das tut, was dieser von ihm verlangt,
b) dabei seinen Arbeitseifer betont zum Ausdruck bringt.

Er übernimmt z. B. »mit großer Freude« häufig anfallende Wochenend-
arbeiten. ↓
Er hat es sich zur Regel gemacht, an jedem Freitag von sich aus zu fragen,
ob über das Wochenende etwas zu erledigen sei.

Die Analyse desselben Musters könnte auch von unten nach oben
erfolgen, wenn man das übereifrige Verhalten des Herrn A. in verschiedenen Situationen daraufhin untersucht, welche übergeordneten Ziele er damit verfolgt.

Formulierung von Plänen

Es ist hilfreich, Ziel- und Mittelaspekte in der Plan-Formulierung
jeweils klar zu identifizieren, nämlich den Zielaspekt durch die
sprachliche Formel »um zu …« (↑) und den Mittelaspekt durch den
Ausdruck »indem …« (↓) zu benennen.

> Bemühe dich, Leistungen zu bringen, *um* als tüchtiger Mensch akzeptiert
> zu werden.
> Bemühe dich um gute Leistungen, *indem* du acht Stunden am Schreibtisch
> arbeitest.

Im Gespräch sind Umschreibungen wie »Regel«, »Tendenz«, »Nei-
gung«, »Programm«, »wiederkehrendes Muster« oder »so handeln,
als ob damit der Plan X verfolgt würde« für den Patienten plausibel
und gut annehmbar.
    Das Formulieren von Plänen erfolgt üblicherweise verhaltensnah
im Imperativ (»Bagatellisiere negative Gefühle!«, »Reduziere Spannung!«). Die direkt beobachteten Aspekte des Verhaltens auf der
untersten Ebene der Planstruktur (Patient lacht nach Ausdrücken

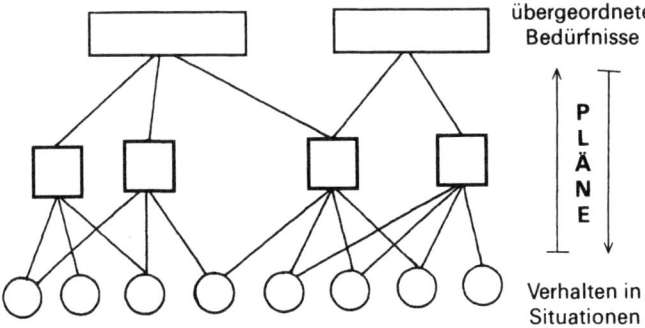

Abb. 14: Schema einer hierarchischen Planstruktur

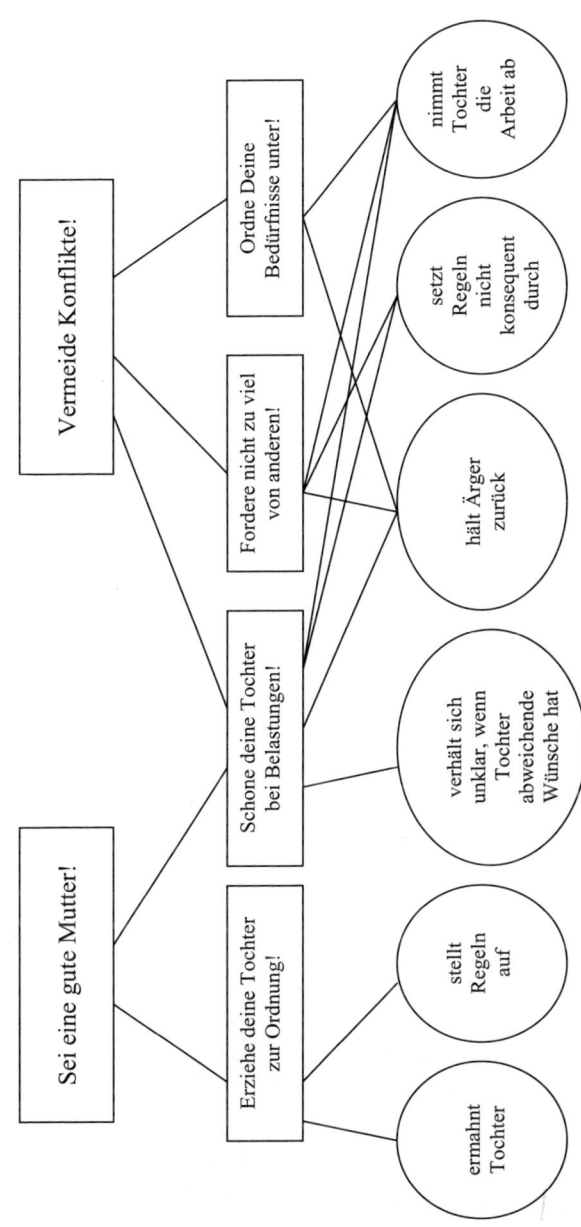

Abb. 15: Beispiel für eine Planskizze (Frau F.)

von Angstgefühlen) werden im Indikativ ausgedrückt. Die Imperativformulierung regt zu der therapeutisch produktiven Vorstellung an: Der Patient verhält sich so, als gelte dieser Imperativ für ihn.

Erstellen einer Planskizze

Bei der graphischen Darstellung der Planstruktur sollte auf ökonomische und pragmatische Weise ein mittlerer Komplexitätsgrad gewählt werden.

Der einzelne Plan nimmt innerhalb einer solchen Planstruktur keinen festgeschriebenen Platz ein, hier geht es ausschließlich um die Beschreibung von Ziel-Mittel-Relationen, deren Menge und Abstraktionsgrad von der gewählten Perspektive des Betrachters abhängen.

2.2.6 Kriterien zur Beurteilung von Regeln und Plänen

Nun schließt sich die Überlegung an, welchen Beitrag die individuellen Regeln und Pläne zur Entstehung und Aufrechterhaltung des Problems leisten. Damit werden gleichzeitig mögliche Ansatzpunkte für den Veränderungsprozess nahegelegt.

Pläne können nach folgenden Kriterien beurteilt werden:

Bewusstheit und Transparenz: Sind Ziele und Strategien bewusst oder nicht bewusst oder liegen möglicherweise andere als die angegebenen vor?

> Frau M. hat an allen Freundinnen ihres inzwischen 36-jährigen, einzigen Sohnes etwas auszusetzen (Strategie), sie sind ihr alle nicht gut genug für ihn. Frau M. möchte ihren Sohn damit vor einer falschen Entscheidung bewahren – »Ich will ja nur dein Bestes (angegebenes Ziel), du wirst mir später noch dankbar sein!« – Der Sohn hat inzwischen die Hoffnung auf eine zu ihm passende Partnerin fast aufgegeben und unternimmt kaum noch etwas, um Frauen kennenzulernen. Frau M. will im Grunde mit ihrem Verhalten verhindern, dass ihr Sohn eines Tages aus der gemeinsamen Wohnung auszieht (nicht bewusstes Ziel). – Unbestritten ist, dass ein solches Ziel auch bewusst sein kann.

Rationalität: Ist eine Zielsetzung als rational und realistisch oder eher als irrational und unrealistisch zu bezeichnen? Enthält das Ziel allumfassende und absolut gesetzte Forderungen oder Ansprüche i. S. von »muss unbedingt«, »darf auf keinen Fall«?

Ein 32-jähriger, schüchterner Mann wartet seit Jahren darauf, dass eine junge, schöne, intelligente Frau von sich aus auf ihn zugeht und von da ab nur noch für ihn da ist. Sie dürfe auf gar keinen Fall vor ihm einen Freund gehabt haben.

Widerspruchsfreiheit: Gibt es Widersprüche zwischen verschiedenen Plänen auf gleicher oder unterschiedlicher Ebene bzw. zwischen Plänen und Verhaltensweisen? Die Analyse von Regeln und Plänen wird häufig dadurch erschwert, dass das konkrete Handeln durch *mehrere Pläne* gesteuert wird. Widersprüche können auf jeder Ebene der Hierarchie und besonders zwischen bewussten und nicht-bewussten Zielen auftreten.

Hierbei zeigt sich, dass häufig erst bei der Konkretisierung von Plänen auf der Verhaltensebene der Konflikt deutlich und akut wird.

Übergeordnete Pläne: »Erziehe deine Kinder nach bestimmten Prinzipien, sie brauchen Orientierung und Leitung!« vs. »Respektiere deine Kinder als selbstbestimmte Wesen!«
Pläne auf mittlerer Ebene: »Setze alle Entscheidungen durch, die du für richtig hältst« vs. »Gehe auf die Bedürfnisse der Kinder ein!«
Auf der konkreten Verhaltensebene wird der Konflikt »Wer bestimmt, wann die halbwüchsigen Kinder abends zu Hause sein müssen?« durch uneindeutiges Verhalten der Eltern »gelöst«.

Problematisch kann es sein, wenn für Konfliktfälle *keine klare Rangordnung* der Pläne vorliegt. Die Rangordnung von Plänen hängt davon ab, mit welcher Wahrscheinlichkeit positive und negative Konsequenzen erwartet und wie diese bewertet werden.

Frau B. sitzt nach einem langen Winterspaziergang leicht fröstelnd im Restaurant und freut sich auf eine Tasse heißen Kaffee. Als sie ihren Kaffee endlich bekommt, stellt sie fest, dass er nur lauwarm ist.
Sie befindet sich in einem Dilemma: Soll sie den Ober rufen und ihr Recht auf gute Bedienung durchsetzen (Plan 1)? Dabei würde sie riskieren, dass »alle Leute« auf sie aufmerksam werden. Sie würde dann sicherlich auch noch erröten, was ihr sehr peinlich wäre und ihrem Plan 2 (»Nicht auffallen!«) widersprechen würde. Wenn sie sich andererseits mit dem lauwarmen Kaffee abfände, würde ihr das ein weiteres Mal zeigen, was für eine unselbständige Person sie ist (Widerspruch zum übergeordneten Plan »Selbstbewusst auftreten!«).

Sinnvolle Ableitung: Stehen übergeordnete Pläne mit Plänen auf niedrigeren Ebenen in einem sinnvollen Zusammenhang? Probleme ergeben sich häufig dadurch, dass es sich bei den untergeordneten Plänen nicht um sinnvolle Ableitungen aus den übergeordneten handelt.

Frau P. möchte ihrem Mann eine gute Ehefrau sein (übergeordnetes Ziel). Deshalb sorgt sie dafür, dass sie bei seiner Heimkehr am Spätnachmittag schon sämtliche Hausarbeiten erledigt hat und das Essen bereitsteht (Mittel/Strategien), obwohl sie dadurch auf Aktivitäten, zu denen ihre Freundinnen sie häufig einladen, verzichten muss und deshalb immer unzufriedener wird.

Effizienz: Sind die gewählten Strategien zur Erreichung der übergeordneten Ziele wirksam? Pläne können unter diesem Aspekt auf jeder hierarchischen Ebene beurteilt werden.

Herr B. hat das Ziel, an seinem neuen Wohnort die Nachbarn kennenzulernen. Seine Strategie zu warten, bis ihn jemand anspricht, hat bisher nicht zum Ziel geführt.

Sind die Strategien zur Erreichung eines Ziels nicht effizient, so sollte betrachtet werden, welche (unbeabsichtigten) *Effekte* kurz- und langfristiger Art sich aus dem gezeigten Verhalten ergeben, und wie sie vom Handelnden bewertet werden.

Ein junger Mann erreicht in einer Gruppe Gleichaltriger mit seinem forschen Auftreten eher Ablehnung (Effekt) als die von ihm angestrebte Anerkennung (Ziel).

Herr K. möchte seiner Freundin ein guter Partner sein (Ziel); er richtet sich deshalb in allem nach ihr und äußert nie eigene Wünsche (Strategie). Sie empfindet ihn in letzter Zeit als ausgesprochen langweilig und fühlt sich mehr zu anderen Männern hingezogen (unbeabsichtigter Effekt), worüber Herr K. ganz verzweifelt ist.

Verhaltenskompetenz: Ist der Betreffende in der Lage, das zur Verwirklichung eines Ziels/Plans notwendige Verhalten zu zeigen, und was hindert ihn möglicherweise daran?

Herr B. (s. o.) weiß zwar, dass es erfolgversprechender wäre, von sich aus die Nachbarn anzusprechen. Da er aber befürchtet, dann so aufgeregt zu sein, dass er nicht mehr weiß, was er sagen soll, hat er sich bisher nicht dazu durchringen können.

Die Beurteilung der Pläne nach den oben genannten Kriterien kann das Problemverständnis erweitern und zugleich mögliche Ansatzpunkte für den Veränderungsprozess aufzeigen.

2.3   Analyse von Systemregeln –
»Welche Spielzüge sind vorgeschrieben?«

Die bisher betrachteten Regeln und Pläne einer Person werden maß-
gebend mitbestimmt durch die *Normen,* die das Individuum als Mit-
glied in verschiedenen sozialen Systemen und Subsystemen für sich
als verbindlich ansieht, und durch die *Rollen,* die es in den jeweiligen
Systemen einnimmt. Die Systemperspektive stellt eine erweiterte
Betrachtungsmöglichkeit über das Individuum hinaus dar, in der
seine sozialen Beziehungen im Vordergrund stehen. Die systembe-
zogene Analyse soll einen Gesamteindruck des Problems im Kontext
der wichtigsten Lebensbereiche des Patienten vermitteln und gleichzeitig die Funktion des Problems im Rahmen des jeweiligen sozialen
Gefüges verdeutlichen. Diese Makroperspektive ermöglicht es, Anregungen aus systemtheoretischen Konzepten zu nutzen, wie sie sich
vor allem in familien- und paartherapeutischen Ansätzen niedergeschlagen haben (vgl. Kaiser, 2000; Wirsching & Scheib, 2002).

Systemregeln stellen Vorschriften für das Zusammenleben innerhalb
eines sozialen Systems und für das Verhalten der Mitglieder dar. Sie
haben Geltung für alle Mitglieder dieses Systems und großen Einfluss auf die Entwicklung individueller Pläne und Verhaltensweisen.
Dieselbe Systemregel kann bei verschiedenen Mitgliedern des Systems durchaus zu *unterschiedlichen Verhaltensregeln* führen.

> In der Familie N. herrscht die Systemregel: »Keiner darf Außenstehenden
> gegenüber etwas Negatives über ein anderes Familienmitglied äußern!«
> Frau N. leitet daraus für sich die Strategie ab, nur Positives über die
> Familie zu erzählen, während Herr N. die Strategie verfolgt, überhaupt
> nicht mit anderen über die Familie zu sprechen.

In sozialen Systemen kann es *explizite und implizite Systemregeln*
geben.

> Eine explizite, d. h. ausgesprochene Regel könnte sein: »Jedes Familien-
> mitglied muss Aufgaben im Haushalt übernehmen.« Wohl eher unausge-
> sprochen und damit implizit dürfte eine solche Regel sein: »In der Fami-
> lie darf es niemals zu offenen Konflikten kommen!«

Systemregeln sind wahrscheinlich in ihrer Mehrzahl zu den impliziten, nicht klar formulierten Setzungen zu rechnen. Verhaltensab-
weichungen einer Person sind nicht selten auf eine falsche Wahrnehmung oder auf eine zu rigide Befolgung impliziter Regeln
zurückzuführen. Probleme entstehen besonders dann, wenn über-

geordnete individuelle Bedürfnisse nicht im Einklang mit den normierenden Systemregeln stehen.

> Ein motorisch sehr aktives Kind möchte sich auch während des Unterrichts gern viel bewegen. Nur wenige Lehrer halten dies nicht für eine Verhaltensstörung.

Die Zugehörigkeit zu unterschiedlichen Systemen verlangt vom Individuum, genau zu differenzieren, unter welchen Bedingungen welche Regeln gültig sind.

> Ein dreijähriges Kind muss z. B. differenzieren lernen zwischen den Tischmanieren, die zu Hause, im Kindergarten und bei der Oma verlangt werden.

Besonders problematisch wird es, wenn sich Systeme überschneiden, im Konflikt miteinander stehen oder der Geltungsbereich der Systemregeln nicht klar definiert oder nicht erkennbar ist.

2.3.1 Erhebung von Systemregeln

Die Erhebung und Analyse von Systemregeln kann in unterschiedlicher Intensität und Ausführlichkeit erfolgen. Ihre Komplexität sollte unter pragmatischen Gesichtspunkten begrenzt werden. Auch wenn die erhobenen Systemregeln häufig spekulativ bleiben, ergeben sich aus diesem Analyseschritt in der Praxis brauchbare Hypothesen für das Verständnis von Problemen in ihren interpersonellen Bezügen.

Für die Systemanalyse interessieren typische wiederkehrende Bedingungen und Beziehungsmuster sowie Rollenverteilungen und -zuschreibungen im sozialen Umfeld des Patienten.

Als erstes ist zu fragen, in welche Systeme und Subsysteme der Patient eingebunden ist und in welchen dieser sozialen Bezugsgruppen die Problematik eine Rolle spielt. Dabei muss berücksichtigt werden, dass ein Individuum nicht nur in einem, sondern gleichzeitig in *mehreren Systemen* lebt (Familie, Schule, Arbeitsstelle, Freizeitgruppe usw.). Darüber hinaus gibt es innerhalb einer Familie wieder mehrere Subsysteme (Eltern/Kinder; weibliche/männliche Familienmitglieder; ältere/jüngere Kinder usw.). Auch Therapeut und Patient bilden ein eigenes Subsystem.

Systemregeln können vom Therapeuten aus dem Verhalten (V-i-S) oder den Regeln und Plänen verschiedener Mitglieder des betreffenden Systems erschlossen werden; sie können auch Gegenstand gemeinsamer Erörterungen im therapeutischen Prozess sein.

Es empfiehlt sich, Regeln schriftlich zu skizzieren und auf ihren Geltungsbereich und ihre Vereinbarkeit mit individuellen Bedürfnissen des Patienten hin zu untersuchen.

> Frau B. leidet phasenweise unter schweren Depressionen. Immer wenn es ihr besonders schlecht geht, ruft sie ihren Freund an, der sie dann tröstet und ihr viele Arbeiten abnimmt. Beide teilen die Regel »Der Stärkere muss den Schwächeren unterstützen, Partner müssen füreinander da sein«. Wenn es Frau B. besonders schlecht geht, macht sie sich Sorgen, ob die Beziehung auf Dauer ein solches Ungleichgewicht aushält. Auf der Arbeit versucht Frau B. trotz schlechter Stimmung ihre Aufgaben zu erfüllen, weil dort die Regel gilt, dass in diesem Team nur leistungsfähige Mitarbeiter einen Platz haben.

Die Beurteilung von Systemregeln kann nach ähnlichen Kriterien erfolgen wie die Beurteilung der Pläne (s. Kap. 2.2.5), nämlich: Bewusstheit und Transparenz, Rationalität, Widerspruchsfreiheit, Sinnhaftigkeit der Ableitung sowie Effizienz.

2.3.2 Systemdynamik

Die funktionale Analyse der Systemdynamik verfolgt zwei Fragerichtungen:

- Wird die Problematik durch soziale Systeme des Patienten stabilisiert? Welche expliziten und impliziten Regeln bzw. Sanktionen sind funktional für Ausgestaltung und Stabilisierung der Probleme?
- Werden soziale Systeme des Patienten durch die Problematik stabilisiert? Welchen Stellenwert hat das Problem für den Bestand und das Funktionieren des Systems? Welche Bedeutung (nützlich/schädlich) hat das Problem für die einzelnen Mitglieder?
- Was spricht innerhalb eines Systems gegen eine Veränderung der Symptomatik?
- Wie werden die Veränderungsmöglichkeiten eines Systems beurteilt? Ist das System eher inflexibel und starr oder offen und zugänglich für Veränderungen? Welche Schwellenwerte und Grenzen gibt es dafür?
- Sind aktuell problemrelevante Entwicklungen bzw. Trends erkennbar?

Eine Analyse der Systemregeln schließt auch Überlegungen zu *Veränderungsmöglichkeiten* in einem oder mehreren Systemen ein: Entsprechend können schon hier Hypothesen erstellt werden, welche Auswirkungen bestimmte Interventionen vermutlich haben werden.

Durch die wiederkehrende Depression wird die ohnehin schon bestehende Rollenverteilung in der Paarbeziehung – er stark und fürsorglich, sie schwach und hilfsbedürftig – verfestigt. Der Therapeut muss in Erwägung ziehen, dass ein Therapieerfolg dazu führen könnte, dass Frau B. ihrem Partner gegenüber selbstständiger und selbstbewusster auftritt. Ihr Freund würde die Nachteile, aber auch die Vorteile seiner starken Rolle verlieren.

2.4 Entstehung und Ausformung des Problems –
»Ein Blick zurück«

In der Analyse der Genese geht es – vereinfacht ausgedrückt – um die Frage, wie sich »ausgerechnet dieses Problem« bzw. die spezifischen Defizite in den Problemlösefähigkeiten für diesen Patienten bzw. seine Bezugspersonen zur jetzigen Form entwickeln konnten. Aus den Ergebnissen werden weitere Schlussfolgerungen für die Erklärung der aktuellen Problemlage und für mögliche Veränderungsziele und -strategien gezogen.

Die Beschäftigung mit der Genese erleichtert dem Patienten das Verständnis und die Toleranz für die eigene Problemgeschichte, führt oft zu einer Entlastung von Selbstabwertung und Schuldgefühlen und motiviert ihn, in realistischer Weise die Verantwortlichkeit für den Veränderungsprozess mit zu übernehmen.

2.4.1 Biographische Anamnese

In der biographischen Anamnese werden Informationen zur lebensgeschichtlichen Entwicklung des Patienten erhoben und mit der Störungsentwicklung in Beziehung gesetzt. Es werden Informationen zur körperlichen, kognitiv-affektiven und psychosozialen Entwicklung erhoben. Dabei interessieren spezifische Belastungen und Besonderheiten der familiären Situation, des schulischen Bildungsweges und der beruflichen Entwicklung. Auch familiäre Vorbelastungen mit psychischen Erkrankungen werden hier erhoben.

In der Kindertherapie sind auch Angaben zur lerngeschichtlichen Entwicklung der Bezugspersonen von Interesse, soweit sie zum Problemverständnis beitragen.

Zeittafel

Für die bessere Übersicht und zur angemessenen Beurteilung der Bedeutung mancher Ereignisse für die Problementwicklung empfiehlt es sich, biographische Daten und Rahmenbedingungen in einer Zeittafel zu ordnen.

Tab. 1: Katrin, 13-jährige Schülerin mit Kontaktproblemen

Alter	Jahr	Lebensdaten
	10.5.1993	geboren als erstes von zwei Kindern in Kleinstadt H. (Vater 38 J., Mutter 34 J.)
0–4	1993–1997	beide Eltern berufstätig; wird in den ersten vier Lebensjahren hauptsächlich von der Großmutter betreut, die kaum Kontakt zu Gleichaltrigen zulässt
4–6	Ostern 1997	Besuch des Kindergartens in H.; häufig krank, verhält sich überwiegend bis Sommer 1999 still und zurückgezogen
5	Juni 1998	Geburt des Bruders; Mutter gibt den Beruf auf
6	Herbst 1999	Einschulung, K. findet zum ersten Mal eine Freundin
7	Sommer 2000	Umzug der Eltern nach R. (Dorf), dort Eintritt ins 2. Schuljahr, Außenseiterrolle in der Klasse, verschärft durch
8	Herbst 2001	Lungenentzündung, vier Wochen Krankenhaus, danach erhöhte Schulangst
10	Herbst 2003	Wechsel auf die Realschule in G. (Großstadt), Kontakt zu zwei Mitschülerinnen
12	Frühjahr 2005	Umzug der Eltern nach L. (Kleinstadt) wegen beruflicher Veränderung des Vaters, dort Eintritt in Klasse 6 der Realschule im laufenden Schuljahr; Fahrschülerin; Katrin vermisst ihre Freundin aus G. anfangs sehr; braucht fast ein halbes Jahr, um sich in der neuen Klasse etwas wohler zu fühlen
13	Herbst 2006	Wiederholung der Klasse 6, wiederum Außenseiterin in der neuen Klasse

2.4.2 Beginn und Weiterentwicklung des Problems

Zunächst stellt sich die Frage, seit wann das Problem bzw. die Symptomatik besteht. Häufig ist das erste Auftreten eines Problems nicht eindeutig auszumachen. Dann sollte die Betrachtung entsprechend der Erinnerung des Patienten an frühe, besonders typische Ereignisse der Vergangenheit anschließen, die allerdings einen deutlichen Bezug zur aktuellen Problematik aufweisen sollen.

> Eine Patientin mit Angst vor überfüllten Räumen und Menschenmengen berichtet von einem Kreislaufzusammenbruch verbunden mit Todesängsten vor fünf Jahren in einem überfüllten Bus. Dass sie als Kind vorübergehend in der Dunkelheit Angst vor Einbrechern und Gespenstern gehabt hat, dürfte in diesem Zusammenhang von untergeordneter Bedeutung sein.

Schwieriger ist die Entscheidung für einen Anfangszeitpunkt, wenn es um die Analyse von Defiziten geht; hier sollte ein problembezogener Ausgangspunkt gewählt werden:

> Ein 25-jähriger Patient hat Schwierigkeiten, eine Partnerin zu finden; er fühlt sich in der Gegenwart von Frauen unsicher und unbeholfen und vermeidet Gelegenheiten, in denen es zu intensiveren Kontakten kommen könnte. Hier wäre u. a. nach Situationen in der Vergangenheit zu fragen, in denen er erstmals Mädchen und Frauen gegenüber mit ähnlichen Gefühlen oder mit Vermeidungsverhalten reagierte, und auch nach seiner sozialen und psychosexuellen Entwicklung in der hier kritischen Phase der Pubertät.

Auch die Frage, wann das Problem erstmalig als belastend erlebt wurde, kann hier weiterführen.

> Ein 40-jähriger Lehrer berichtet von starkem Aufschiebverhalten; er kommt mit seinen Aufgaben nicht mehr zurecht. Das Problem bestehe, seit er denken könne; persönlicher Leidensdruck sei erstmalig in seiner Examens- und Referendarzeit entstanden.

Sobald ein sinnvoller Ausgangspunkt gefunden ist, kann genauer besprochen werden, wie das Problem anfangs aussah und *unter welchen Umständen* es auftrat. Dabei interessieren dieselben Aspekte wie in der Bedingungsanalyse aktuellen Verhaltens. Außerdem ist wichtig, wie die damaligen Beteiligten mit dem Problem umgingen, welche Bewertungen und Zuschreibungen sie vornahmen und welche Bewältigungsversuche mit welchen Ergebnissen sie unternahmen.

Es kann nun weiter gefragt werden, wie sich das Problem in der Folgezeit zu seiner jetzigen Form verändert hat, oder – wenn keine wesentlichen Veränderungen erkennbar sind – welche Konsequenzen die Aufrechterhaltung über einen kurzen oder längeren Zeitraum hatte und hat:

- Wie lange besteht das Problem bereits? Handelt es sich um ein erst seit kurzem bestehendes oder um ein chronisches Problem?
- Welche Verbesserungen/Verschlechterungen haben sich in der Folgezeit hinsichtlich des Problems ergeben?
- Unter welchen Umständen und Voraussetzungen fanden sie statt?
- Welche Reaktionen erfolgten bei den Beteiligten auf das Problem?
- Welche Erklärungen und Bewertungen gab es für das Weiterbestehen?
- Welche Bewältigungsversuche wurden unternommen? Erfolge? Misserfolge?
- Haben sich Leidensdruck und Veränderungsmotivation im Laufe der Zeit verändert?

2.4.3 Erklärungen für die Entstehung des Problems

Im nächsten Schritt werden die Informationen zur Genese ausgewertet und Erklärungen für die Entstehung des Problems abgeleitet. Auf der Basis entwicklungspsychopathologischen und klinischen Störungswissens können nun *Hypothesen* zum funktionalen Bedingungsmodell für das erste Auftreten des Problems formuliert werden (Übersichten siehe hierzu bei Margraf, 2000; Reinecker, 2003; Baumann & Perrez, 2005; Wittchen & Hoyer, 2006).

Gerade auf diesem Gebiet zeigt sich der Fortschritt der klinischen Psychologie in den letzten beiden Jahrzehnten. Für nahezu jede Störungsdiagnose existieren evidenzbasierte ausgearbeitete Störungsmodelle und Zusammenstellungen über Risikofaktoren. Auf diese sollte der Therapeut bei der Hypothesenbildung zurückgreifen und den Aussagewert für die individuelle Fallkonzeption prüfen. Auch der Zusammenhang mit dem aktuellen Bedingungsmodell zur Aufrechterhaltung sollte stringent hergestellt werden.

Für die »problemorientierte« Analyse der Entwicklung von Problemen hat Hoffmann (1978) einen heute noch interessanten Ansatz vorgeschlagen, in dem ein Problem gewissermaßen nur als Zuspitzung einer schon länger bestehenden problematischen Situation betrachtet wird. Das Problem kann so schon zu einem frühen Zeitpunkt seinerseits wiederum als *Folge fehlgeschlagener Problemlösungsversuche* aufgefasst werden. Wir zitieren ein ausführliches Beispiel von Hoffmann (1978, S. 145 f.), das diesen Prozess verdeutlicht.

»Frau X. stand von früher Kindheit an unter einem starken Leistungsdruck und sollte als einziges Kind den sozialen Ehrgeiz des Vaters erfüllen. Sie sollte immer intelligenter, schöner, sozial gewandter sein, als sie sich gerade zeigte. Anfangs versuchte sie diese Forderungen zu erfüllen.

1. Problem: Überforderung durch den Vater
Strategie: Anpassen (z. B. Reiten und Tennis mit Widerwillen, Abitur unter starken Ängsten, Aufnahme eines unerwünschten Studiums)
Effekte: Kurzfristig positiv: Anerkennung und Zuwendung; langfristig negativ: Fortsetzung der Überforderung, Mangeltraining in Aktivität und Selbständigkeit

2. Problem: Mangeltraining im Durchsetzen eigener Bedürfnisse
Strategie: Wird krank (Kopfschmerzen und Schwindelanfälle)
Effekte: Studium wird abgebrochen, kehrt ins Elternhaus zurück. Kurzfristig positiv: reduziert den Druck; langfristig negativ: erlernt keine Techniken der Selbstversorgung, lebt immer mit dem überfordernden Vater zusammen, wird in allen Außenkontakten kontrolliert, lernt keine Fertigkeiten in Selbstsicherheit und Selbstbehauptung

3. Problem: Verfügt im Alter von 40 Jahren über keinerlei Fertigkeiten zur Selbständigkeit, muss sich aber aufgrund des Todes des Vaters selbst versorgen
Strategie: Anpassung an den Arbeitgeber
Effekte: Kurzfristig positiv: bekommt gelegentlich ein Lob dafür; langfristig negativ: überarbeitet, kann dadurch mangelnde Fertigkeiten nicht nachholen, hat keinerlei Freizeitkontakte, die als Modelle für fehlende Fertigkeiten genutzt werden können

4. Problem: Einsamkeitsängste, fühlt sich zunehmend sozial isoliert
Strategie: Noch mehr Arbeit
Effekte: Kurzfristig positiv: bekommt Lob; langfristig negativ: Fertigkeiten können weiterhin nicht trainiert werden, der Verhaltensspielraum engt sich weiterhin ein, die Patientin fühlt sich immer einsamer und ängstlicher.«

Eine solche Analyse von »Vorläuferproblemen« aus der Vergangenheit sollte ökonomisch bleiben und nur Probleme einbeziehen, die für die *Aufrechterhaltung* und damit für eine potentielle *Veränderung der jetzigen Problemlag*e relevant sind.

In enger Verbindung mit den zuletzt angestellten Überlegungen kann auch die Qualität der Problemlösestrategien bewertet werden, die von den Beteiligten zur Bewältigung der Problematik eingesetzt wurden. Diese Versuche sind unter der Fragestellung zu beurteilen, warum sie damals nicht zu einer umfassenden und befriedigenden Lösung geführt haben:

- *Problemanalyse:* Wie genau wurde das Problem damals gesehen? Wurde es in seinem ganzen Umfang erkannt?
- *Zielanalyse:* Welche Vorstellungen waren damals für den Patienten leitend? Bestanden Einengungen für die Entwicklung neuer Ziele und Perspektiven, die eine Problemlösung erleichtert hätten?
- *Strategiewahl:* Verfügt der Patient über effektive Lösungsstrategien? Wurden kurz- und längerfristige Konsequenzen gegeneinander abgewogen, eventuell langfristige negative Konsequenzen nicht beachtet?
- *Effekte der versuchten Lösung:* Wie erfolgreich waren die eingesetzten Strategien? Gab es unbeabsichtigte, nicht vorhergesehene Folgen?
- *Motivationsveränderungen:* Wie haben sich Leidensdruck und die Bereitschaft zur Veränderung im Laufe der Zeit entwickelt?

Das angestrebte Ziel ist hier, die Entwicklung der inneren Bedingungen und Dispositionen, die das Problemlösen heute behindern, frühzeitig in der Analyse zu berücksichtigen, wie etwa fehlerhafte Attribuierungsprozesse, eingeschränkte soziale Wahrnehmung, ungünstiges Selbstkonzept. Gleichrangig sollten auch erfolgversprechende Ansätze und Kompetenzen in die Beurteilung miteinbezogen werden.

Die Betrachtung des Problems als eines – wenn auch nicht erfolgreichen – Lösungsversuchs einer vorhergehenden Problemsituation kann die Bewertung der Symptomatik im Sinne einer Entpathologisierung positiv verändern und rückt aktive und konstruktive Aspekte in den Vordergrund.

2.5 Schlussfolgerungen aus der bisherigen Analyse für Diagnose, Zielanalyse und Veränderungsplanung –
»Bilanz ziehen, bevor es weitergeht«

In den vorhergehenden Abschnitten ging es um die Analyse eines ausgewählten Problems auf verschiedenen Ebenen. An dieser Stelle sollen nun die bisher herausgearbeiteten Informationen und Hypothesen zusammengefasst und ausgewertet werden. Die Bearbeitung hat das Ziel, die eingangs gestellte Diagnose zu überprüfen, eine Entscheidung für ein vorläufiges Erklärungsmodell der ausgewählten Problematik in einer Zusammenschau mit den übrigen Problemen zu treffen und hieraus prinzipielle Ansatzpunkte für eine Veränderung abzuleiten. Dies dient als Grundlage für die Weiterarbeit und soll unter Berücksichtigung von Veränderungsvoraussetzungen und -wünschen sowie der Therapeut-Patient-Beziehung in die Zielbestimmung münden. Damit ist eine Grundlage für die Therapieplanung gegeben (s. **Abb. 16**).

2.5.1 Hypothesen und Ansatzpunkte

Zunächst werden die zentralen Hypothesen als Resultat aller bisher durchlaufenen Analyseschritte,

- der Verhaltensanalyse,
- der Plananalyse,
- der Analyse der Systemregeln
- sowie der Analyse der Problementwicklung,

rekapituliert. Auf diese Weise lassen sich die Hauptbedingungen für Entstehung und Aufrechterhaltung markieren (vgl. **Abb. 16**). Die sich daraus ergebenden therapeutischen Ansatzpunkte werden ebenfalls bestimmt. Eine erweiterte Betrachtung bezieht auch typische Verhaltensweisen des Patienten im Umgang mit Problemen überhaupt ein. Über die Bedingungen der konkreten Problematik hinaus interessieren hier auch seine generellen Problemlösefähigkeiten bzw. -defizite.

2.5.2 Ätiologisches Gesamtmodell

An dieser Stelle muss die differentialdiagnostische Abklärung abgeschlossen sein, so dass es möglich ist, ein passendes Störungsmodell heranzuziehen. Wie bereits angemerkt, stehen für eine Vielzahl von Störungen ausgearbeitete Erklärungskonzepte als Grundlage zur Verfügung. Für den Patienten mit seiner spezifischen Problematik muss der Therapeut dasjenige mit dem höchsten Erklärungswert auswählen und mit den individuellen Angaben »füllen«.

Zum verhaltenstherapeutischen Selbstverständnis gehört es, dass der Patient seinen Möglichkeiten entsprechend über Diagnose, Störungsbedingungen und Veränderungsmöglichkeiten informiert wird. Für die Vermittlung eines Störungsmodells muss der Therapeut entscheiden, ob er – wie es in den meisten Fällen sinnvoll ist – das Modell zusammen mit dem Patienten entwickelt und füllt oder ob er es ihm als Ergebnis der eigenen Analyse kurz und prägnant vorstellt. Hierbei empfiehlt es sich, sich vorab über die graphische Gestaltung Gedanken zu machen, damit die Inhalte sich beim Patienten einprägen können. Ein solches Vorgehen bietet ihm die Möglichkeit, seine Problematik umfassend zu verstehen und zusammen mit dem Therapeuten Ansatzpunkte für die Veränderungsarbeit zu bestimmen.

Es erscheint uns wichtig, den Patienten und andere Beteiligte nicht nur im Hinblick auf das Problem und die damit verbundenen Einschränkungen und Defizite zu betrachten. Vielmehr ist eine möglichst vollständige Wahrnehmung anzustreben, in der auch Kompetenzen und positive Seiten sowie problemfreie Lebensbereiche berücksichtigt werden. Leider schränkt sich der Horizont bei allen Beteiligten während der Entwicklung eines Problems und nicht zuletzt auch bei der Beschäftigung damit im diagnostisch-therapeutischen Prozess häufig ein. Die Betonung der positiven Anteile sowie das Aufgreifen früherer und gegenwärtiger aktiver Lösungsversuche in diesem Kontext kann manchmal schon als erster therapeutischer Schritt wirksam sein; in jedem Fall empfiehlt es sich, hier nach Ansatzpunkten für die therapeutische Veränderung zu suchen.

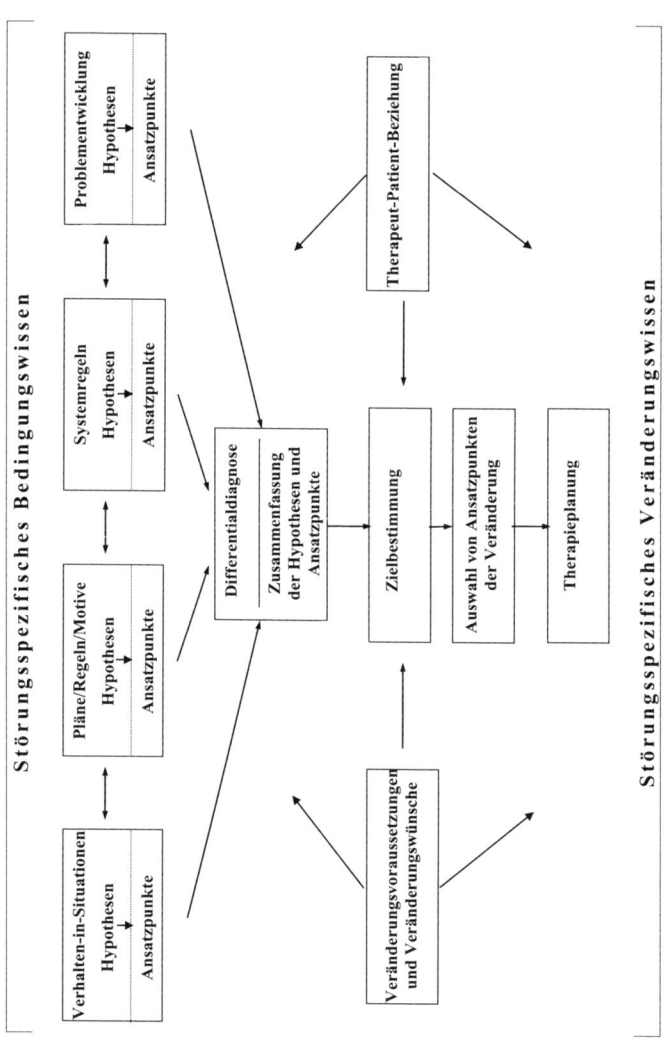

Abb. 16: Zusammenfassung der Hypothesen und Ansatzpunkte im Problemlöseprozess

2.5.3 Gesamtbetrachtung aller Probleme und ihres Zusammenhangs

In der Regel wird in der Phase der Problemstellung zunächst nur ein einziges Problem ausgewählt und isoliert von anderen analysiert. Am Ende der Problemanalyse können deshalb nur vorläufige Aussagen über Zusammenhänge des ausgewählten Problems mit den zunächst zurückgestellten Problemen gemacht werden.

In einer solchen vergleichenden *Betrachtung aller vorgestellten Probleme* sind folgende Fragen hilfreich:

- Gibt es zwischen den verschiedenen Problemen, wie sie sich zum jetzigen Zeitpunkt voneinander abgrenzen lassen, Zusammenhänge in ihrer aktuellen Aufrechterhaltung, z. B. ähnliche Konsequenzen, gemeinsame Pläne oder Systemregeln?
- Gibt es in der lerngeschichtlichen Entwicklung der Probleme Gemeinsamkeiten, z. B. Entstehung unter vergleichbaren Bedingungen, Ähnlichkeiten in der Weiterentwicklung?
- Gibt es Interdependenzen zwischen den Problembereichen, indem z. B. ein Problem Voraussetzung für ein anderes ist oder verschiedene Probleme einander wechselseitig beeinflussen?
- Sind mehrere Probleme auf die gleichen ungünstigen Problemlösestrategien zurückzuführen?

Nach dieser Analyse muss entschieden werden, ob man für das ausgewählte Problem jetzt ein Resümee ziehen und in den Veränderungsprozess eintreten will oder ob für andere vorliegende Probleme ebenfalls eine ausführliche Problemanalyse durchgeführt werden soll. Gegen letzteres spricht allerdings, dass die diagnostische Phase sich über Gebühr in die Länge ziehen könnte. Die Suche nach Lösungen und praktischen Erfahrungen mit ersten Veränderungsschritten und damit verbundenen motivierenden Erfolgen würden zu lange aufgeschoben.

Für die Stellung eines Kassenantrags sollten allerdings die Informationen über alle Probleme auf einem Stand sein, der es erlaubt, zumindest einen groben Gesamtbehandlungsplan mit Einschätzung des dafür benötigten Zeitaufwandes zu erstellen.

Aufgaben für den Therapeuten in Phase 2:

- Entwickeln Sie auf der Grundlage von Verhaltensanalysen ein funktionales Bedingungsmodell für die von Ihnen als erste ausgewählte Problematik. Identifizieren und kennzeichnen Sie darin die Ihrer Meinung nach verhaltenssteuernden Bedingungen.
- Analysieren Sie in gleicher Weise Situationsbeispiele für positive Ausnahmen im selben Problembereich.
- Klären Sie den Einfluss von Regeln, Plänen und Systemregeln für die Aufrechterhaltung der Problematik: Welches sind die wichtigsten Ziele und Motive des Patienten und mit welchen Mitteln versucht er, diese zu erreichen?
- Stellen Sie Erklärungshypothesen für die Entstehung und Aufrechterhaltung des Problems auf.
- Fassen Sie die wichtigsten Hypothesen zusammen und leiten Sie therapeutische Ansatzpunkte ab.
- Entwickeln Sie unter Einbeziehung klinischen Störungswissens ein individuelles Störungsmodell für den Patienten.
- Ordnen Sie die Problematik in ein anerkanntes Diagnosesystem (DSM bzw. ICD) ein.

Mögliche Fragen an den Patienten in Phase 2:

- Wie sieht Ihr Problem bei genauer Betrachtung aus?
- Was ist typisch für die Situationen, in denen Ihr Problem auftritt?
- Was ist typisch für die Situationen, in denen Ihr Problem nicht auftritt bzw. in denen es Ihnen möglich ist, sich anders zu verhalten?
- Gibt es auch »gute Gründe« für dieses Problem? Wofür ist es sinnvoll?
- Welche Funktion hat das Problem für Ihr soziales Umfeld und umgekehrt?
- Was glauben Sie, wie Ihr Problem entstanden ist?
- Wie schätzen Sie ihre bisherigen Lösungsversuche ein?
- Was sollte Ihr Therapeut noch an Informationen bekommen, damit er Ihr Problem besser versteht?

3 Zielanalyse –
»Auf den ersten Blick scheint uns das Ziel oft klar ...«

Ging es in der Phase der Problemstellung um eine erste vorläufige Erfassung der *Ist-Soll-Diskrepanzen* und in der Problemanalyse um die nähere Betrachtung des *Ist-Zustandes* und der bisherigen Lösungsstrategien, so steht nun in der Zielanalyse die Differenzierung des angestrebten *Soll-Zustandes* und seiner Voraussetzungen im Zentrum der Aufmerksamkeit. Die in den Prozess bereits implizit eingegangenen Zielvorstellungen der Beteiligten werden nun expliziert. Die Entscheidung, welche Ziele im weiteren Therapieverlauf verfolgt werden sollen, wird ebenso wie die anschließende Entscheidung für die Mittel zur Zielerreichung durch die Problemlage des Patienten sowie die Rahmenbedingungen der therapeutischen Arbeit mitbestimmt. Besonderes Augenmerk gilt der Veränderungsmotivation des Patienten und evtl. beteiligter Bezugspersonen, ihren materiellen und sonstigen sozialen Lebensumständen sowie den Charakteristika der Therapeut-Patient-Beziehung.

3.1 Veränderungsvoraussetzungen –
»Was kann und will jeder einsetzen?«

Zur Therapieplanung ist es wichtig zu erfahren, wie der Patient und seine Bezugspartner das Problem *sehen* und *bewerten* und wie stark die *Motivation* aller Beteiligten zur Veränderung ist.

Von besonderer Bedeutung scheint uns hier auch zu sein, den Stellenwert des Problems im Gesamtkontext des Alltags richtig einzuschätzen. Therapeuten neigen allzu oft dazu, den Patienten ausschließlich unter dem Blickwinkel seiner Probleme zu sehen und seine positiven Seiten und unproblematischen Lebensbereiche zu vernachlässigen. Durch eine stärkere Einbeziehung auch dieser Aspekte zu einem möglichst frühen Zeitpunkt können Selbstvertrauen und Zuversicht bzgl. einer positiven Veränderung beim Patienten und seinen Bezugspartnern gestärkt werden. Auch das Betrachten der Störung als aktiven Problemlösungsversuch trägt zu einer konstruktiven Sichtweise bei.

3.1.1 Positive und negative Seiten des derzeitigen Zustands

Zunächst geht es darum, zu einer möglichst umfassenden Einschätzung des derzeitigen Zustandes zu kommen und zwar unter Berücksichtigung der Sichtweise aller am Prozess Beteiligten – also des Patienten, seiner Bezugspartner und des Therapeuten – zu den im Folgenden aufgeführten Fragen:

- Wie *schwerwiegend* und *belastend* erleben die einzelnen Beteiligten das Problem zurzeit? Dies kann auch der Einschätzung im »Fragebogen zur Person und Lebensgeschichte« (s. Materialien) entnommen werden.
- Welche *Einschränkungen* ergeben sich aus dem Problem für den Handlungsspielraum des Patienten bzw. seiner Bezugspartner? Welche negativen Auswirkungen hat die Problematik?
- Welche *Vorteile* bringt das Problem für den Patienten bzw. seine Bezugspartner? Welche positiven Auswirkungen hat die Problematik? Gibt es einen »Krankheitsgewinn«?
- Welche Lebensbereiche und Kompetenzen werden als zufriedenstellend erlebt und können als *Ressourcen* genutzt werden?
- Auf welche erfolgreichen *Problemlösefähigkeiten* der Beteiligten kann zurückgegriffen werden?

Die Sichtweisen aller Beteiligten können auf Ähnlichkeiten und Unterschiede hin betrachtet werden. Falls sich Differenzen ergeben, muss überlegt werden, ob es nötig ist, diese aufzuheben, und wie dies geschehen kann.

3.1.2 Veränderungsmotivation

In nächsten Schritt wird geprüft, wie die einzelnen Beteiligten sich eine Veränderung vorstellen und welchen Anteil sie bereit sind, hier selbst einzubringen.

- Gibt es überhaupt einen Wunsch nach Veränderung im Verhalten und Erleben oder besteht lediglich das Bedürfnis, das Problem und seine Ursachen besser zu verstehen?
- Wie stark ist der Wunsch nach Klärung bzw. nach Veränderung?
- Welche Erwartungen bestehen hinsichtlich der Möglichkeiten und Fähigkeiten zur Klärung oder Veränderung? Welche Resultate werden erwartet?

- Wie groß ist die Bereitschaft zum persönlichen Einsatz? Welche Rolle erwarten die Beteiligten für sich (Aktivität, Passivität, Anstrengungsbereitschaft)?
- Welche Erwartungen bestehen an die Form der Therapie und an die Art der therapeutischen Interaktion? Welche Vorinformationen sind vorhanden?
- Welche Vorstellungen gibt es bezüglich der Zeitperspektive?
- Welchen Einfluss haben gegebenenfalls frühere Therapieversuche auf die Motivation und auf die geplante Veränderung?

Der Therapeut sollte sich klarmachen, dass ein hoher Leidensdruck nicht gleichzusetzen ist mit hoher Veränderungsmotivation.

Auch er selbst muss sich über seine eigene Motivationslage und Einsatzbereitschaft diesem Patienten und seinen Problemen gegenüber Klarheit verschaffen.

3.1.3 Fördernde und hemmende Umgebungsfaktoren

Über die bisher geleistete Analyse der Veränderungsvoraussetzungen hinaus sollte an dieser Stelle überprüft werden, welche sozialen und materiellen *Bedingungen in der Umwelt des Patienten* den Veränderungsprozess fördern und welche ihn hemmen oder gar verhindern könnten.

Fördernde Faktoren werden unter dem Gesichtspunkt betrachtet, ob sie gezielt im Veränderungsprozess berücksichtigt und genutzt werden können.

Herr F. hat vor einem Jahr sein Studium in einer entfernten Universitätsstadt begonnen. Seine Kontaktschwierigkeiten haben sich nach Aufnahme seines Studiums erheblich verstärkt; er kennt bisher noch keinen seiner Kommilitonen näher und verbringt viel Zeit im Internet und mit Musikhören. Es stellt sich heraus, dass er verschiedene Instrumente spielt und sehr gerne singt. Um Gelegenheit zu mehr Kontakten zu schaffen, könnte der Therapeut mit ihm überlegen, ob er einer studentischen Band oder einem Chor beitritt.

Hemmende Faktoren für den Veränderungsprozess werden gezielt daraufhin untersucht, ob sich eine Möglichkeit ihrer Ausschaltung oder Abschwächung anbietet.

Das Ehepaar D. kommt zur Beratung, weil es sich häufig streitet. Thema eines solchen Streites ist sehr oft, dass Frau D. ihrem Mann vorwirft, er kümmere sich in seiner knapp bemessenen Freizeit hauptsächlich um seine Eltern und vernachlässige sie. Das Paar lebt im ausgebauten Dachgeschoss des elterlichen Einfamilienhauses. Sie überlegen, ob sie in nächster Zeit umziehen sollten, da Herr D. in einer nicht weit entfernten Stadt eine neue Arbeitsstelle angenommen hat. Dieser Umzug könnte dazu führen, dass Herr D. dann mehr Zeit für seine Frau hat, da seine Eltern ihre Ansprüche nun nicht mehr so unmittelbar an ihn herantragen können.

Auch wenn ein Hauptziel in der Psychotherapie darin besteht, dass der Patient neue Lösungen für seine Probleme im Erleben und Verhalten entwickelt, kann dieser Prozess unterstützt werden durch *Hilfestellungen im sozialen Umfeld.*

Einer alleinerziehenden, mit dem hyperaktiven Kind überforderten Mutter wird geraten, sich beim Jugendamt um spezifische außerschulische Förderungsmaßnahmen zu bemühen. Außerdem soll sie Kontakt zum örtlichen Verband alleinerziehender Mütter und Väter aufnehmen.

3.2 Zielbestimmung –
»Was soll erreicht werden?«

Die Bestimmung der Ziele muss für jeden Problembereich geschehen. In der Regel dürfte es sich dabei nicht um einen einmaligen Vorgang handeln, sondern um ein *sukzessives Erarbeiten* während längerer Phasen der Therapie. Dies trifft besonders dann zu, wenn das Problem selbst in einer Ziel- oder Entscheidungsfindung besteht.

Frau M. ist wegen einer akuten depressiven Episode in Behandlung. Sie berichtet von massiven Konflikten mit ihrem Partner in Bezug auf einen unerfüllten Kinderwunsch. In der ersten Therapiephase, in der sie kaum in der Lage ist, eigene Wünsche zu entwickeln, werden nur kurzfristige Ziele vereinbart, die sich auf ihre Aktivitätengestaltung in der jeweils nächsten Woche beziehen. Der Therapeut geht davon aus, dass es erst nach einer mehrwöchigen Phase des Aktivitätenaufbaus mit dem Ziel der Stimmungsverbesserung möglich ist, mit der Patientin über weitergehende Ziele im Zusammenhang mit Partnerschaft und Kinderwunsch zu sprechen.

3.2.1 Zielvorstellungen bei allen Beteiligten

Die folgenden Punkte sollen Anregungen dafür bieten, welche Aspekte bei der *Zielbestimmung* berücksichtigt werden sollten. Zuerst werden die Sichtweisen des Patienten, der Bezugspersonen und des Therapeuten zusammengestellt:

- Welche Lösungs- bzw. Zielvorstellungen bestehen für den Zustand oder die Fähigkeiten nach dem therapeutischen Veränderungsprozess?
- Geht es vorrangig um die Arbeit am konkreten Problem und an seiner »Lösung« oder soll eine allgemeine Steigerung der Problemlösefähigkeiten angestrebt werden?
- Welche positiven Folgen der Zielerreichung werden erwartet?
- Welche negativen Folgen der Zielerreichung werden erwartet?

Die Abwägung der positiven und negativen Folgen der Zielerreichung ist besonders ergiebig, wenn sowohl die kurz- als auch die langfristige Zeitperspektive eingenommen wird. Dies kann in Form eines »Vier-Felder-Schemas« besonders anschaulich gestaltet werden, wie die das Beispiel in **Abbildung 17** zeigt:

	Positive Folgen	Negative Folgen
kurz-fristig	• Anerkennung durch Partner/Kollegen • Geld sparen	• Suchtdruck • Anspannung nimmt zu • Gereiztheit
lang-fristig	• Steigerung der Fitness • Krebsrisiko sinkt • Stolz über Selbstdisziplin	• wahrscheinlich Gewichtszunahme • gemütliche Situationen mit anderen Rauchern vermissen

Abb. 17: Reflexion des Ziels »mit dem Rauchen aufhören«

Im Anschluss werden Gemeinsamkeiten und Differenzen zwischen den Sichtweisen der Beteiligten betrachtet und in ihrer Bedeutung für die weitere Zusammenarbeit beurteilt.

Auch die Frage, ob eventuell andere als die angegebenen Ziele bei einem der Beteiligten vorliegen, ist zu beachten. Bei entsprechender Vermutung sollte eine Klärung angestrebt werden.

Herr Y., 45 Jahre alt, leidet unter Panikanfällen und kann deshalb seinen Beruf als Berufskraftfahrer momentan nicht ausüben. Das anfänglich geäußerte starke Interesse an einer Angstbehandlung erweist sich im Verlauf als ambivalent. Herr Y. verlegt sich mehr und mehr darauf, einen Antrag auf vorzeitige Berentung zu forcieren und bemüht sich um eine entsprechende Bescheinigung des Therapeuten.

Bei unklarer Veränderungsmotivation sollte man sich auch nicht scheuen zu fragen, was eigentlich dagegen spricht, alles »beim Alten« zu belassen.

3.2.2 Bestimmung von Zielen und Zwischenzielen

Das Ergebnis der Zielanalyse besteht in der Regel in einer gemeinsamen und zumindest für die nächste Phase verbindlichen Zielsetzung. Bei der Erarbeitung der Ziele müssen die vorhergehenden Informationen und Überlegungen berücksichtigt werden, wie etwa Genese und derzeitige Problemlage, personelle und institutionelle Rahmenbedingungen, Motivationslage und Veränderungserwartungen aller Beteiligten. Bereits in der Plananalyse werden wichtige und überdauernde Ziele und Motive des Patienten thematisiert. Deren explizite Berücksichtigung bei der Therapiezielbestimmung erleichtert die Integration der »neuen« Veränderungsziele in die übergeordneten Bedürfnisse und Lebensziele des Patienten. So werden Plankonflikte und Widerstände beim Patienten von vornherein vermieden bzw. offen und direkt bearbeitet.

In der Regel stellt sich bei einer problemorientierten Zielklärung die Frage, wie die Ist-Soll-Diskrepanz der Problemstellung prinzipiell reduziert werden soll. Kanfer et al. (2004) geben viele praktische Anregungen zur Ziel- und Wertklärung und unterscheiden prinzipiell vier Varianten:

- Änderung des Verhaltens bzw. seiner steuernden Bedingungen im Sinne einer Anpassung an die Ziele
- Änderung der Ziele im Sinne einer Anpassung an bestehende Verhaltensgewohnheiten
- Gegenseitige Annäherung von Zielen und Verhaltensweisen (dies ist wohl der häufigste Fall)
- »Ausstieg« aus dem vorgegebenen Problemrahmen durch völlige Neuorientierung der Lebensführung

Folgende *Kriterien für die Zieldefinition* sollten unbedingt beachtet werden:

- Zielverhalten bzw. Zielzustand sollen vom Patienten *selbst initiierbar* und aufrechtzuerhalten sein.

  »Ich werde mein Anliegen freundlich und bestimmt vortragen« anstatt »Ich möchte erreichen, dass meine Freundin auf mein Anliegen eingeht«.

- Ziele sollen *positiv formuliert* werden und sich nicht in einer bloßen Negation des Ist-Zustandes erschöpfen. Auch Komparative sind als Zielformulierung eher ungünstig!

  Eine Patientin, die in Interaktionssituationen mit Männern häufig errötet, sollte anstatt der reinen Negation »Ich achte nicht auf meine

Körpersensationen« positiv formulieren »Ich lasse das Erröten zu und konzentriere mich auf die inhaltlichen Aspekte des Gespräches«.

- Ziele sollen *konkret und situationsspezifisch* formuliert werden:

  »Ich möchte direkt nach der Chorprobe meine beiden Nachbarinnen fragen, ob sie anschließend noch ein Bier mit mir trinken gehen« anstatt »Ich möchte häufiger Kontakt aufnehmen«.

In der Regel gelangt man in dieser Phase durch die Operationalisierung anfangs weitgefasster, noch allgemeiner Zielsetzungen zu einem Konsens über konkrete und spezifische Teilziele, die auch Kriterien für den Therapieerfolg und damit für eine Beendigung der Therapie darstellen. Mit dieser Ableitung kann gleichzeitig eine zeitliche Reihenfolge von Fern-, Zwischen- und Nahzielen entwickelt werden. Ergebnis dieses Prozesses ist die Vereinbarung einer klaren gemeinsamen Zielsetzung jeweils für eine anstehende zeitlich überschaubare Therapiephase.

3.3 Die Therapeut-Patient-Beziehung – *»Sand im Getriebe?«*

Der Interaktion zwischen Therapeut und Patient – häufig eher als eine unspezifische Variable im Veränderungsprozess betrachtet – muss eine entscheidende Bedeutung zuerkannt werden (z. B. Schindler, 1991). Sie sollte darum laufend reflektiert und das Ergebnis dieser Überlegungen für den Therapieprozess nutzbar gemacht werden.

Die Analyse der Therapeut-Patient-Beziehung kann zielgerichtet entsprechend folgender Fragestellungen vorgenommen werden:

- Welchen *Einfluss* können Interaktionsverhalten und Beziehungsstruktur von Therapeut und Patient auf den Veränderungsprozess haben?
- Welche *Änderungen* im Interaktionsverhalten und in der Einstellung sind notwendig für eine hilfreiche therapeutische Beziehung im Sinne der Veränderungsziele?

Ein wichtiger Ort für die Reflexion der Therapeut-Patient-Beziehung außerhalb der therapeutischen Situation ist die *Supervision* mit Kollegen oder einem außenstehenden Supervisor.

3.3.1   Voraussetzungen der Zusammenarbeit

Erste Anhaltspunkte für eine Analyse bieten die formalen und personenspezifischen Voraussetzungen der Therapeut-Patient-Beziehung. Zu den *formalen Aspekten* gehören Informationen wie:

*   Auf welche Art wurde die therapeutische Beziehung eingegangen, z. B. freiwillig, überwiesen, empfohlen, zugeordnet nach längerer Wartezeit?
*   In welchem institutionellen Rahmen findet der therapeutische Kontakt statt?
*   Welche Auswirkungen auf den Veränderungsprozess sind daraus zu erwarten?

Die Voraussetzung, dass ein Alkoholiker zwangsweise in die psychiatrische Klinik eingewiesen wurde, ist anders zu bewerten als der freiwillige Beginn einer Behandlung in einer privaten Suchtklinik.

An *personenspezifischen Voraussetzungen bei Therapeut und Patient* interessieren besonders Alter, Geschlecht, Temperament, Sprachniveau, Erfahrungshintergrund und soziale Schicht. Auch hier kann nach Unterschieden und Ähnlichkeiten geschaut werden.

Erhebliche Unterschiede im Umfang und in Bereichen *persönlicher Erfahrungen* können zu Verständigungsschwierigkeiten vor allem in der Anfangsphase der Zusammenarbeit führen.

> Ein sehr junger Therapeut, der mit mehreren Gleichaltrigen in einer Wohngemeinschaft zusammenlebt, hat z. B. Schwierigkeiten, auf die Erziehungsprobleme eines Elternpaares mit Kleinkindern einzugehen. Auch kann er nur mit Mühe die Ängste eines älteren Patienten im Zusammenhang mit seiner bevorstehenden Pensionierung nachvollziehen.

Bei beiden Interaktionspartnern können bestimmte – richtige oder falsche – Vorinformationen zu veränderungsrelevanten Voreinstellungen führen.

> Die Information, dass der Therapeut Berufsanfänger ist, kann auf Seiten des Patienten zu Skepsis führen; Therapievorerfahrungen des Patienten können beim Therapeuten zu dem Druck führen, keine Fehler machen oder zugeben zu dürfen.

Der Therapeut sollte seine *persönliche Kompetenz und Betroffenheit im Zusammenhang mit dieser spezifischen Problematik* abschätzen und überprüfen: Wie viel Erfahrungen hat er bereits mit der betreffenden Störung? Bestehen Ähnlichkeiten oder Bezüge zu eigenen Problemen?

Ein Therapeut fühlt sich nicht in der Lage, eine depressive Patientin geduldig zu behandeln, weil ihn diese an die eigene Mutter erinnert. Das »Sich-Hängenlassen« und Jammern der Patientin macht ihn aggressiv und handlungsunfähig.

Eine Therapeutin hat ähnliche Probleme wie ihre Patientin: Auch ihr fällt es schwer, unbefangen Kontakt zu Männern zu knüpfen und diesen zu intensivieren.

3.3.2 Interaktionsverhalten und Beziehungsstruktur

Während zunächst Voraussetzungen, die in die therapeutische Beziehung von beiden Seiten eingebracht wurden, ausgewertet werden sollten, steht nun die Beziehung selbst im Mittelpunkt, die zwischen Therapeut und Patient besteht.

Unbestritten ist es, dass die drei Basisvariablen der Gesprächspsychotherapie – positive Wertschätzung, Empathie und Echtheit – zentrale Beziehungsmerkmale darstellen, die es dem Patienten ermöglichen, offen über persönliche Probleme und Wünsche zu sprechen.

Zusammengefasst kann das Interaktionsverhalten und die Beziehung zwischen Therapeut und Patient unter folgenden Aspekten betrachtet werden:

* *Interpersonale Anziehungskraft*: Existiert zwischen Patient und Therapeut eine einseitige oder gegenseitige Antipathie bzw. Sympathie, durch die der Therapieprozess beeinflusst wird? Kann der Therapeut die Wirkung eines sozialen Verstärkers für den Patienten erlangen?
* *Kommunikative Effektivität*: Wie ist die Qualität der therapeutischen Kommunikation? Können sich Patient und Therapeut relativ leicht und glatt »ohne große Umschweife« verständigen oder gibt es häufig Missverständnisse?
* *Ähnlichkeit in den Werthaltungen*: Existieren weltanschauliche Differenzen, die für den Therapieprozess relevant sind? Sind die Wertvorstellungen in wichtigen Lebensbereichen ähnlich oder unvereinbar?
* *Kongruenz und Stabilität im Verhalten*: Ist der Therapeut in der Lage, sich über den gesamten Therapieprozess hin eindeutig, stringent und selbstkongruent zu verhalten, oder verunsichert er

den Patienten durch sprunghafte Themenverlagerung bzw. undurchschaubare Wechsel in seinem Vorgehen? Auch das Verhalten des Patienten kann unter diesen Gesichtspunkten beurteilt werden.

Durch Reflexion dieser Aspekte sowie durch Metakommunikation mit dem Patienten können mögliche Barrieren abgebaut bzw. vorhandene Unterschiede sinnvoll genutzt werden.

Die eindeutige Bestimmung einer optimalen Beziehungsstruktur zwischen Therapeut und Patient ist grundsätzlich weder möglich noch sinnvoll. Die jeweils zu entwickelnden Beziehungsmuster stellen nach Zimmer (1983) immer einen Kompromiss dar zwischen verschiedenen Ausprägungen von Fähigkeiten, Bedürfnissen und Angeboten: z. B. Verantwortung übernehmen vs. Verantwortung an Patienten übergeben, dem Patienten folgen vs. ihn direktiv führen, schonend vorgehen vs. ihn konfrontieren. Der Therapeut sollte für sich selbst und in der Supervision immer wieder abklären, inwieweit er in der Lage ist, sein Interaktionsverhalten so zu erweitern, dass er die Flexibilität erreicht, auch auf verschiedenartige Patienten in günstiger Weise eingehen zu können.

Aufgaben für den Therapeuten in Phase 3:

- Formulieren Sie gemeinsam die Ihrer Ansicht nach wichtigsten Ziele und Zwischenziele für den anfangs ausgewählten Problembereich.
- Klären Sie positive und negative Folgen einer Veränderung!
- Achten Sie besonders auf Unterschiede in den Zielvorstellungen, und arbeiten Sie auf einen Konsens hin.
- Vereinbaren Sie auf dieser Basis konkrete Teilziele.

Mögliche Fragen an den Patienten in Phase 3:

- Was wollen Sie lernen, ändern, entwickeln, erreichen?
- Welche Vor- und Nachteile könnte eine Veränderung mit sich bringen?
- Welches Ziel streben Sie als erstes an?
- Welche eigenen Stärken und welche Hilfen aus der Umwelt können Sie nutzen?

---

4 Mittelanalyse –
»Wege zum Ziel«

Die Fragestellung dieser Phase im Problemlöseprozess lautet: Wie kann das gewählte Ziel erreicht werden?

Unser primäres Anliegen ist an dieser Stelle, das Vorgehen beim Suchen, Bewerten und Auswählen von Lösungsalternativen *formal zu strukturieren* und in seinen grundlegenden Schritten transparent zu machen. Notwendige Voraussetzung ist die Kenntnis von psychologischen Veränderungsprinzipien und deren methodischer Konkretisierung in Verbindung mit detailliertem störungsspezifischen Fachwissen. Zur inhaltlichen Darstellung der vielfältigen therapeutischen Methoden verweisen wir auf die einschlägige Fachliteratur (z. B. Linden & Hautzinger, 2008; Margraf, 2000; Wittchen & Hoyer, 2006).

Ausgangspunkt für die therapeutische Interventionsplanung sind die in der Problemanalyse formulierten Hypothesen zur Erklärung des Problems; dabei ist der Zusammenhang zwischen den Problembereichen zu berücksichtigen. Auf der Basis der Problemanalyse und der Zielvereinbarungen werden Ansatzpunkte für die Behandlung ausgewählt und entsprechende Veränderungsprinzipien abgeleitet (s. **Abb. 16**).

Auf dieser Grundlage ist ein zeitlich und inhaltlich ökonomischer *Gesamtbehandlungsplan* zu entwickeln. Für die jeweils anstehende Therapiephase müssen die Veränderungsprinzipien dann so weit konkretisiert werden, dass sie als umsetzbare Handlungsanweisungen formuliert sind.

Dieser Entscheidungsprozess bei der Auswahl von Ansatzpunkten, Veränderungsprinzipien und konkreten Veränderungstechniken wird in **Abbildung 18** verdeutlicht.

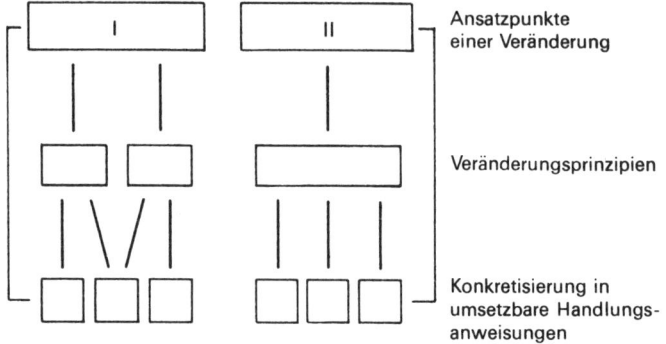

Abb. 18: Entscheidungsabfolge beim Suchen, Bewerten und Auswählen von Lösungsalternativen

4.1 Ansatzpunkte zur Veränderung –
»Wo wird der Hebel angesetzt?«

Zuerst ist zu fragen, an *welche Person(en)* der Veränderungsanspruch gerichtet wird, an den Patienten selbst oder an Bezugspersonen, die an der funktionalen Steuerung beteiligt sind oder die eine Mediatorenfunktion übernehmen.

> Thomas (7 Jahre) wird wegen aggressiven störenden Verhaltens vorgestellt. Es zeigt sich im Verlauf des diagnostischen Prozesses, dass die bisherige inkonsistente Reaktionsweise der Mutter (abwechselndes Schimpfen und Lachen) in ungünstiger Weise das Verhalten des Jungen verstärkt.
> *Ausgewählte Person:* Mutter

Als nächstes muss der *Ansatzpunkt einer Veränderung* bestimmt werden. Unter »Ansatzpunkt« verstehen wir hier denjenigen Interventionspunkt, von dem aus sich am wahrscheinlichsten eine Veränderung in Richtung auf das definierte Ziel initiieren lässt. Der Ansatzpunkt ist aus den Hypothesen der Problemanalyse und den daraus resultierenden Schlussfolgerungen (*s.* **Abb. 16**) abzuleiten. Ansatzpunkte können liegen

- auf der Ebene von *Verhalten-in-Situationen* (V-i-S) des Patienten oder seiner Bezugspersonen. Die Intervention kann grundsätzlich an allen Bestimmungsstücken des funktionalen Bedingungsmodells (S, WP, IV, V, K) ansetzen.

- auf der Ebene von *Regeln und Plänen* des Patienten oder seiner Bezugspersonen.
- auf der Ebene von *System-Regeln* eines oder mehrerer Systeme, zu denen der Patient gehört.

Es sollte pragmatisch entschieden werden, ob einer oder mehrere Ansatzpunkte ausgewählt werden und – wenn mehrere festgelegt werden – ob diese zeitlich parallel oder sukzessive bearbeitet werden sollen.

Es folgen mehrere Beispiele für die hypothesengeleitete Auswahl von Ansatzpunkten:

(1) Die Mutter von Thomas (s. o.) erkennt bald den Bedingungszusammenhang zwischen ihrem Verhalten und dem des Jungen. Sie möchte sich gern eindeutig verhalten, weiß aber nicht, wie sie das in der konkreten Situation machen soll.
Hypothese: Es liegt ein Defizit im Verhalten der Mutter vor.
Ansatzpunkt: Ebene des Verhaltens-in-Situationen, hier: Verhalten (V).

(2) Frau F. leidet unter Panikattacken, wenn sie abends allein zu Hause ist. In der Bedingungsanalyse zeigt sich, dass sie in entsprechenden Situationen ständig ihre Atmung beobachtet und leichte Beklemmungsgefühle als Anzeichen eines drohenden Erstickungsanfalls wertet.
Hypothesen: Frau F. ist in ihrer Wahrnehmung selektiv auf Körpersensationen (Atmung) hin orientiert. In ihrer inneren Verarbeitung katastrophisiert sie diese Signale, so dass es zu einem kognitiv-physiologischen Aufschaukelungsprozess kommt.
Ansatzpunkte: Ebene des Verhaltens-in-Situationen: a) Wahrnehmungsprozess (WP); b) innere Verarbeitung (iV, hier: Interpretation und Bewertung).

(3) Frau R. leidet unter einer Vielzahl somatischer Beschwerden. Sie hat den Plan, als Hausfrau besonders »gut funktionieren zu müssen«, da sie ja wegen der Kinder im Moment nicht berufstätig ist. Das heißt für sie: »Sorge dafür, dass sich dein Mann nie über deine Hauhaltsführung beklagen kann.« Konkret hat sie sich die Regel gesetzt: »Das Abendessen muss immer um 19 Uhr pünktlich auf dem Tisch stehen, nachdem die zwei Kleinkinder vorher versorgt sind.« Im Laufe des Nachmittags steigern sich ihre Druck- und Spannungsgefühle derart, dass sie starke Magenschmerzen verspürt.
Hypothese: Die Ableitung der konkreten Strategien aus dem übergeordneten Ziel erscheint nicht sinnvoll und führt zu Überforderung.
Ausgewählte Person: Frau R., ggf. unter Einbeziehung des Partners.
Ansatzpunkt: Ebene der Regeln und Pläne: Ziel- und Strategiekomponenten.

(4) Herr Kunz, ein 32-jähriger unbeholfener und unerfahrener Mann, wartet seit Jahren darauf, dass eine junge, schöne, intelligente Frau von

sich aus auf ihn zugeht und von da ab nur noch für ihn da ist. Hier dürfte es wenig günstig sein, Herrn Kunz als erstes auf der Verhaltensebene im Umgang mit Frauen zu trainieren. Vielmehr sind zunächst die irrationalen passiven Erwartungen des Patienten ein lohnender Ansatzpunkt zur Veränderung.

Hypothesen: Die Ziele des Patienten sind irrational, seine Strategien ineffizient.

Ansatzpunkt: Ebene der Regeln und Pläne: Ziel- und Strategiekomponenten.

(5) Jürgen (14 Jahre) hat seit einem halben Jahr vermehrt Streit zu Hause, obwohl er eigentlich ein gutes Verhältnis zu seinen Eltern haben möchte. Diese erwarten, dass er viele Unternehmungen, vom Sonntagsausflug bis zum Jahresurlaub, mit ihnen gemeinsam macht. Seine Eltern interpretieren seine Versuche zu etwas mehr Unabhängigkeit als Symptom eines nicht intakten Familienlebens. Die Systemregel »In einer glücklichen Familie machen alle alles gern gemeinsam!« bestimmt ihr Handeln und Denken.

Hypothese: Diese »altbewährte« Systemregel erlaubt keine eigenständige Abgrenzung der Familienmitglieder und entspricht nicht der altersgemäßen Bedürfnislage Jürgens.

Ausgewählte Personen: Die gesamte Familie.

Ansatzpunkt: Ebene der Systemregeln.

(6) Der Student K. Oss hat Probleme, sich regelmäßig und produktiv mit seiner Examensarbeit zu beschäftigen. In der Bedingungsanalyse zeigt sich, dass er zu Hause an einem überladenen Wohnzimmertisch keinen Überblick über seine Materialien und kaum Platz zum Schreiben findet. Zusätzlich ist er leicht ablenkbar durch Fernsehen, Internet und Fenster zur Straße.

Hypothese: Die externen situativen Faktoren lassen ein effektives, gezieltes Arbeiten nicht zu.

Ansatzpunkt: Verhalten-in-Situationen, hier: externe Situationsbedingungen (Se).

(7) Im Falle des Herrn Kunz zeigte sich, dass er sich auch bei veränderten Erwartungen äußerst ungeschickt verhielt, wenn er versuchte, Frauen anzusprechen, so dass auch sein Verhalten im Kontakt mit Frauen zu einem Ansatzpunkt für Veränderung wurde.

Hypothese: Es liegt ein Defizit im Sozialverhalten vor.

Weiterer Ansatzpunkt: Ebene des Verhaltens-in-Situationen: Kontaktaufnahme-Verhalten (V).

Wie die aufgeführten Beispiele zeigen, reicht es häufig nicht aus, nur an einem Ansatzpunkt zu arbeiten. In vielen Fällen muss parallel oder zeitlich verschoben *an mehreren Punkten* angesetzt werden.

4.2 Veränderungsprinzipien –
»Wie soll es grundsätzlich laufen?«

Sind die Ansatzpunkte gewählt, geht es im zweiten Schritt um die Suche nach Veränderungsprinzipien. Diese können gewissermaßen in Umkehrung aus den in der Problemanalyse gefundenen verhaltenssteuernden Prinzipien abgeleitet werden. Problemanalyse und Veränderungsplanung sollten also in einem stringenten, auch für den Patienten nachvollziehbaren Zusammenhang stehen.

Exemplarisch sollen hier zunächst *Prinzipien der Verhaltensänderung auf der Ebene des Verhaltens-in-Situationen* genannt werden. Diese werden dann in konkrete therapeutische Methoden und Schritte umgesetzt.

Schwerpunkt »Situation« (Se, Si):

- Prägnantere Gestaltung von Stimuli zur Förderung des Diskriminationslernens
- graduierte bzw. massierte Konfrontation mit Situationsanforderungen, Exposition
- sukzessive Approximation durch Hierarchisierung von Stimuli
- Stimuluskontrolle durch Entfernen und Verändern von Stimuli/Situationsanteilen
- Vorgabe von Modell(en)

Schwerpunkt »Wahrnehmungsprozess« (WP):

- Gezielte Selbstbeobachtung
- Fokussieren der Wahrnehmung auf bestimmte innere und äußere Reize, Aufmerksamkeitslenkung, Erweiterung des Wahrnehmungsfeldes
- Einbeziehen anderer Sinneskanäle

Schwerpunkt »Innere Verarbeitung« (iV):

- Veränderung von Interpretationen, Erwartungen und Bewertungen durch Realitätsüberprüfung, Reattribuierung und rationale Umstrukturierung bzw. Neubewertung
- Differenzierung von Plänen in ihren Ziel- und Strategieanteilen
- Veränderung des Bezugssystems durch neue Zuordnungen und Abgrenzungen von Geltungsbereichen
- bewusste Gewichtung von Alternativen
- Selbststeuerung: Entautomatisierung durch Impulszeitdehnung und bewusste Absichtsbildung, Entscheidung und Selbstanleitung

Schwerpunkt »Verhalten« (V):

- Verhaltensaufbau durch Aufteilen komplexer Verhaltensmuster in kleine Schritte: Verhaltensausformung, Verhaltensverkettung
- Verhaltensstabilisierung durch Übung und Generalisierung
- Verhaltensabbau durch Habituation, Gegenkonditionierung
- Aufbau von Alternativverhalten

Schwerpunkt »Konsequenzen« (K):

- Setzen reaktionskontingenter Konsequenzen
- Verhaltensaufbau durch positive oder negative Verstärkung
- Einsatz von symbolischen Verstärkern: Tokensysteme
- Differentielle Verstärkung: systematische Steigerung des Verstärkungskriteriums
- Verhaltensabbau durch Löschung (indirekte Bestrafung) oder direkte Bestrafung
- Zeitliches Heranholen langfristiger Konsequenzen durch Perspektivenverkürzung

Die auf der V-i-S-Ebene bereits genannten Prinzipien, besonders diejenigen für die innere Verarbeitung, sind ebenfalls heranzuziehen, wenn es um die Überprüfung und Veränderung von überdauernden Planstrukturen und Systemregeln geht.

In der Regel gibt es mehrere Möglichkeiten, die gewünschte Veränderung zu initiieren. Das in **Abbildung 18** dargestellte prinzipielle Vorgehen wird in den **Abbildungen 19 und 20** anhand eines Beispiels verdeutlicht.

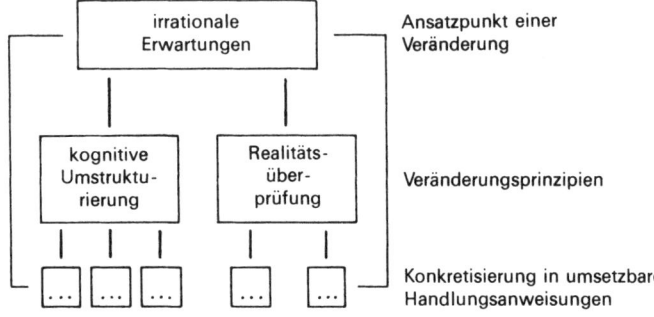

Abb. 19: Beispiel: Ansatzpunkt und Veränderungsprinzipien

Im Falle von Frau R. werden bzgl. der irrationalen Erwartungen folgende Änderungsprinzipien ausgewählt:

1. Kognitive Umstrukturierung des übergeordneten Plans: Überprüfung auf Rationalität; Überlegungen zu den positiven und negativen Konsequenzen, falls dieser Plan beibehalten wird.
2. Realitätsüberprüfung, inwieweit der Ehemann überhaupt die vermuteten Bedürfnisse hat.

Die Veränderungsprinzipien sollten für *jeden* gewählten Ansatzpunkt bestimmt werden; sie können auf einem unterschiedlichen Abstraktionsniveau formuliert sein. Nach Auswahl der Veränderungsprinzipien kann noch einmal überlegt werden, welche Anregungen und Anforderungen sich daraus für die Therapeut-Patient-Beziehung und für die Motivierung des Patienten ergeben.

Meist ist an dieser Stelle schon ein ätiologisches Gesamtmodell für die Störung besprochen, auf das nun zurückgegriffen werden kann. Im Gespräch mit dem Patienten können nun die Therapieprinzipien erläutert werden, indem Bezug genommen wird auf die Erklärungshypothesen für die Problematik und das gemeinsam formulierte Ziel. Die sorgfältige Vermittlung des Therapierationals und eine explizite Konsensbildung sind vor allem dann angezeigt, wenn das geplante Vorgehen gewohnten Denk- und Verhaltensmustern des Patienten oder seiner Bezugspersonen entgegensteht. Im Sinne einer möglichst weitgehenden »compliance« halten wir es an dieser Stelle für besonders wichtig, das Therapiekonzept als einen offenen Vorschlag zu unterbreiten und dem Patienten genügend Zeit für eine Auseinandersetzung damit und für eine bewusste Entscheidung zu lassen. Zum anderen sollte deutlich gemacht werden, dass die vorgeschlagene Therapie bewährten und empirisch überprüften Konzepten entspricht. Dies schafft günstige Voraussetzungen für die aktive Beteiligung an der nun folgenden konkreten Ausgestaltung der Veränderungsschritte.

4.3 Konkreter Therapieplan –
»Kleine Schritte sind die Praxis«

Die Frage ist hier: Wie lassen sich die ausgewählten Änderungsvorhaben in einen konkreten Behandlungsplan überführen? Zu diesem Zeitpunkt erfolgt in der Regel eine enge Verschränkung der individuell auf den Patienten zugeschnittenen Therapieplanung mit der Anwendung bewährter und empirisch überprüfter Standardmethoden. Therapeuten finden hierzu vielfältige störungsbezogene

Anregungen, z. B. in der Reihe »Fortschritte der Psychotherapie« (Schulte et al., 2000 ff.).

4.3.1 Konkretisierung von Veränderungsschritten

Die ausgewählten Veränderungsprinzipien sollen nun so konkretisiert werden, dass Patient und Therapeut sie in praktische Handlungen umsetzen können.

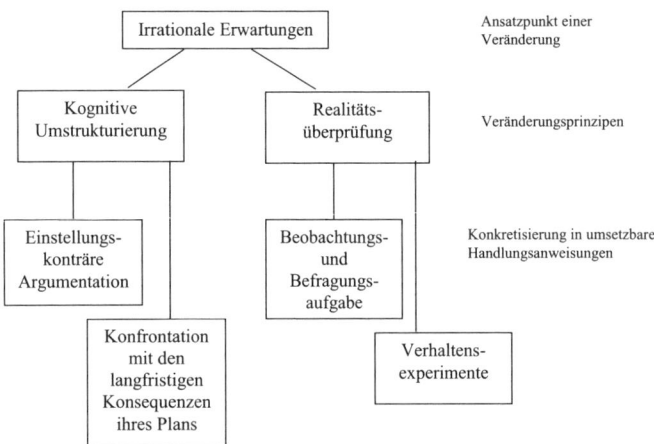

Abb. 20: Beispiel zur Konkretisierung der Veränderungsprinzipien

Das oben angeführte Beispiel von Frau R. soll zur Verdeutlichung dieser Form der zunehmenden Operationalisierung fortgeführt werden.

Die konkreten Schritte bei Frau R. sehen folgendermaßen aus:
1. Einstellungskonträre Argumentation:
   Frau R. übt 5 Minuten lang im Rollenspiel, die Einstellungen einer Freundin zur Haushaltsführung zu vertreten, die in Bezug auf Haushalt und Familienarbeit großzügigere Ansichten hat.
2. Konfrontation mit den langfristigen Konsequenzen ihres Plans:
   Der Therapeut konfrontiert die Patientin mit den langfristigen Folgen, z. B. chronische Anspannung, hektische ungemütliche Atmosphäre, fehlender Spielraum in der Zeitgestaltung.
3. Beobachtungs- und Befragungsaufgabe:
   Frau R. befragt ihre Nachbarinnen und Freundinnen, wie diese es mit der Pünktlichkeit von Mahlzeiten halten. Sie spricht mit ihrem Mann darüber, was ihm an der Abendgestaltung wichtig ist.

4. Verhaltensexperimente:
   Frau R. soll in der kommenden Woche an zwei Abenden das Abendessen etwa eine halbe Stunde später fertig haben, an einem Abend soll
   der Pizzadienst bestellt werden.

Es folgt ein weiteres Beispiel zur Konkretisierung von Veränderungsprinzipien:

Frau B., eine schwer depressive Patientin, hat sich seit mehreren Wochen
von nahezu allen Kontakten zurückgezogen. Sie ließ sich vor 14 Tagen
krankschreiben und verbringt nun den größten Teil des Tages mit pessi-
mistischen Grübeleien zu Hause im Bett.
Als Veränderungsprinzip für die Anfangsphase der Therapie wurde ein
gestufter Aktivitätenaufbau mit positiver Verstärkung ausgewählt mit dem
Ziel, durch Tagesstrukturierung und Aktivierung eine Stimmungsverbes-
serung herbeizuführen.
Konkret bedeutete dies:
  • Erhebung von antidepressiven Aktivitäten und von deren Häufigkeit
    und Valenz
  • Erhebung von eventuellen Verstärkern und verstärkenden Selbstver-
    balisierungen (z. B. Eiscreme essen, eine bestimmte Platte hören,
    »Jetzt habe ich den ersten Schritt schon geschafft«)
  • Registrierung täglicher Aktivitäten mit Stimmungseinschätzung, die-
    se differenziert nach Erfolg und Zufriedenheit
  • Tagesplanung mit festgelegten kleinen Aufgaben, die zunehmend
    komplexer werden (z. B. Blumen gießen, in die Badewanne gehen,
    einen kurzen Spaziergang machen); Einsatz von Verstärkern
  • Führung einer Aktivitäten- und Stimmungsliste: Herausarbeiten der ver-
    stärkenden und stimmungsverbessernden Funktion von Aktivitäten

An oben ausgeführten Beispielen wird deutlich, dass die Operationalisierung sowohl die Zielvorstellungen als auch die Veränderungsprinzipien umfasst und auf die konkrete individuelle Situation des Patienten zugeschnitten werden muss.
   Hilfreich in der gemeinsamen Arbeit sind Fragen wie:

• Woran merke ich, dass ich Fortschritte in Richtung auf mein Ziel
  mache?
• Wie müsste ich mich verhalten, dass ich im Hinblick auf mein
  angestrebtes Ziel zufriedener wäre?

In einigen Fällen – besonders in Gruppen – kann auch das *Brain-
storming* dazu beitragen, neue Lösungsstrategien zu finden. Bei
dieser Form der kreativen Lösungssuche werden möglichst viele
Alternativen von allen Beteiligten gesammelt, und zwar ohne diese zunächst zu bewerten. Eine solche »wertfreie« Auflistung kann
es dem Patienten erleichtern, über die festgefahrene Problemstruk-

tur hinausgehende Alternativen zu entwickeln, und ihm ein Gefühl der Wahlmöglichkeit vermitteln. In einem zweiten Durchgang werden die Alternativen gewertet und gewichtet, d. h. es werden Überlegungen zu ihren Realisierungsmöglichkeiten und zu kurzfristigen und langfristigen Auswirkungen angestellt. Erst zuletzt wird entschieden, welche dieser Alternativen zur Umsetzung ausgewählt werden.

4.3.2   Gesamtbehandlungsplan

Therapeut und Patient sollten frühzeitig die Entscheidung treffen, ob die Probleme sukzessiv behandelt werden sollen oder parallel bzw. ineinander verschränkt.

> In der Therapie eines depressiven arbeitslosen Patienten mit Kontaktproblemen stehen die Beteiligten vor der Entscheidung, ob als erstes die Schwierigkeiten bei den verschiedenen abgebrochenen Berufsausbildungen angegangen werden oder der Aufbau von Kontakten zunächst im Mittelpunkt stehen soll. Der Patient entscheidet sich dafür, zunächst alle Anstrengungen darauf zu verwenden, eine neue Lehrstelle zu suchen und dort besser zurechtzukommen.

Es ist ein Gesamtbehandlungsplan zu erstellen, der die Kombination bzw. Abfolge verschiedener Interventionsverfahren in einem vorläufigen Zeitplan festlegt und auch Angaben zur Behandlungsfrequenz und Sitzungsdauer enthält. Kann der Therapeut die Gesamtdauer der Therapie zu diesem Zeitpunkt noch nicht absehen, sollte er mit dem Patienten Absprachen zu mittelfristigen Zeitabschnitten treffen, um Erwartungen zu strukturieren, die Motivation zu erhöhen und Frustrationen vorzubeugen. Dadurch können unrealistische Erwartungen an eine »endlose« Unterstützung durch den Therapeuten und somit Therapieabhängigkeit vermieden werden.

Liegt der Gesamtplan für die Abfolge der Interventionen vor, können sich nun Überlegungen zur Reihenfolge der Ausführungsschritte anschließen.

> Im Falle einer geplanten Sozialphobiebehandlung lernt der Patient, nach Vermittlung des Störungsmodells sein Sicherheitsverhalten zu beobachten und in Verhaltensexperimenten dessen Effekte zu beurteilen. Nach der Vermittlung konstruktiver Selbstinstruktion folgen Expositionsübungen mit steigendem Schwierigkeitsgrad. Erst nach Abschluss der Expositionsphase will der Therapeut entscheiden, ob als nächstes der Aufbau sozialer Kompetenzen oder weitere kognitive Arbeit sinnvoll ist.

In manchen Fällen ist es angezeigt, zunächst nur einige Schritte auszuführen und die nachfolgenden auf der Grundlage der damit gemachten Erfahrungen weiter zu planen. Hier zeigt sich wiederum die enge Verschränkung von Therapie und Diagnose.

Eine Patientin mit negativem Selbstbild – vor allem, was ihre körperliche Attraktivität betrifft – hat im Zusammensein mit ihrem Partner sexuelle Probleme. Sie ist sehr unsicher, ob sie die Partnerschaft überhaupt fortsetzen will. Erst wenn diese Frage geklärt ist, kann genauer überlegt werden, in welcher Form die Sexualproblematik konkret behandelt werden soll, obwohl die Zielvorstellungen und auch mögliche Veränderungsprinzipien auf der Hand liegen.

Auf jeden Fall sollte ein Konsens in Form einer expliziten Vereinbarung zwischen Therapeut und Patient bzw. Beteiligten getroffen werden, bevor längere Abschnitte mit Schwerpunkt auf Veränderungsmaßnahmen eingeleitet werden. Kanfer et al. (2004) betonen die Bedeutung von klaren Vereinbarungen und therapeutischen Verträgen für die Übernahme von Eigenverantwortlichkeit seitens des Patienten: Durch klare zweiseitige Absprachen gewinnen »gute Vorsätze« die Qualität verbindlicher Absichtserklärungen.

Die bisher beschriebenen Schritte der Problemstellung, Problemanalyse, Zielanalyse und Veränderungsplanung müssen bei gesetzlich, in den meisten Fällen auch bei privat versicherten Patienten innerhalb der ersten fünf bis sechs Sitzungen durchlaufen sein, damit spätestens an dieser Stelle ein Therapieantrag mit dem Bericht an den Gutachter gestellt werden kann.

Ein beispielhafter »Bericht an den Gutachter« findet sich in Kapitel IV.

In diesem Zusammenhang ist auch ein ärztlicher Konsiliarbericht erforderlich, in dem somatische Anteile der Erkrankung medizinisch abgeklärt werden. Entsprechend wird die Indikation zu einer begleitenden medizinischen Behandlung überprüft. Auch die Einbeziehung weiterer Mitbehandelnder muss im Gesamtbehandlungsplan erwogen werden.

Bei Kindern und Jugendlichen, gelegentlich auch bei Erwachsenen stellt sich ferner die Frage nach der Einbeziehung von Eltern oder anderen Bezugspersonen.

4.3.3 Planung der Erfolgskontrolle

Bereits beim Beispiel des Aktivitätenaufbaus der depressiven Patientin Frau B. wurde deutlich, wie eng man die konkrete Ausgestaltung therapeutischer Methoden mit der Registrierung von Erfolgen verknüpfen kann. In der verhaltenstherapeutischen Praxis ist es die Regel, dass die Umsetzung von Veränderungsschritten nicht nur empfohlen, sondern vom Therapeuten und Patienten explizit registriert wird. Deshalb ist die Planung der Erfolgskontrolle immer auch Bestandteil der konkreten Therapieplanung.

Ein Therapeut sollte zu Beginn der Veränderungsphase seine Erfolgskriterien möglichst verhaltensnah definieren und Überlegungen aufstellen, wie er deren Erreichung überprüfen will, beispielsweise welche Informationsquellen er heranziehen und zu welchen Zeitpunkten und mit welchen Instrumenten er Kontrollmessungen durchführen möchte (s. auch Kap. II, 5.2 zu Kurz- und Zwischenbilanzen).

Es müssen also Entscheidungen getroffen werden über:

a) die operationale Definition der Erfolgskriterien, also die konkreten Kriterien für den Therapieerfolg in diesem Fall
b) die Informationsquelle:
   Patient selbst, Bezugspersonen, Therapeut, andere Professionelle (z. B. Lehrer)
c) die Form der Erfassung:
   verbaler Bericht, Verhaltensbeobachtung, Diagramme und andere Protokollierungsformen wie z. B. Tagesaufzeichnungen, Fragebogen, physiologische Messungen;
d) die Zeitpunkte der Messungen:
   Vorher-Nachher-Messung, Katamnesetermine, ggf. Intervallmessungen

Zur Evaluation stehen mittlerweile Vorschläge zur Standarddokumentation für Beginn und Abschluss von Therapien zur Verfügung (Laireiter & Baumann, 1996). Zur Ergänzung empfehlen wir, neben störungsübergreifenden auch symptom- und zielspezifische Instrumente heranzuziehen (s. Materialien; vgl. Brähler et al., 2003; Fydrich et al., 1996; Tuschen, 1996).

4.3.4 Vorbereitung der anstehenden Therapiephase

Beim Einstieg in die erste bzw. später in die jeweils nächste Veränderungsphase sind folgende Empfehlungen zu beachten:

- Für das anstehende mittelfristige Ziel wird ein überschaubarer Zeitraum abgesteckt, z. B. stationäre Therapie: mehrere Tage; ambulante Therapie: 4–8 Wochen.
- Die Schritte werden ausreichend klein gewählt, damit Anfangserfolge und positive Lernerfahrungen wahrscheinlich sind.
- Die möglichen positiven oder negativen Folgen der unterschiedlichen Schritte werden überdacht und durchgesprochen.
- Alle Beteiligten sind über das weitere Vorgehen und die konkret geplanten Schritte ausreichend zu informieren.
- Der Bezug zwischen dem vorgeschlagenen Therapieprinzip und dem gemeinsam definierten Ziel wird immer wieder transparent gemacht.

Die Phase der Mittelanalyse sollte zügig durchlaufen werden und baldmöglichst zur praktischen Erprobung der ausgewählten Lösungsalternativen führen.

Aufgaben für den Therapeuten in Phase 4:

- Skizzieren Sie zunächst unter Einbeziehung aller Problembereiche einen vorläufigen Zeitplan für die Gesamttherapie.
- Leiten Sie aus dem funktionalen Bedingungsmodell und den Zielformulierungen die Ansatzpunkte und Veränderungsprinzipien für die Behandlung des ersten ausgewählten Problembereichs ab.
- Entwickeln Sie auf dieser Basis einen konkreten Therapieplan für den ersten Behandlungsabschnitt.
- Vermitteln Sie dem Patienten Ihren Therapievorschlag und machen Sie transparent, wie dieser aus dem Störungsmodell abgeleitet wurde. Sorgen Sie für eine klare Entscheidung.
- Berücksichtigen Sie die Ressourcen des Patienten und seiner Umwelt.

Mögliche Fragen an den Patienten in Phase 4:

- Welche Ideen haben Sie bereits, wie Sie Ihr Ziel erreichen können?
- Welche einzelnen Schritte sind Ihrer Meinung nach nötig und in welcher Reihenfolge wollen Sie sie angehen?
- Welche Hilfen brauchen Sie; wie und wo können Sie sich diese verschaffen?
- Welchen konkreten Schritt wollen Sie zuerst erproben?

---

5 Erprobung und Bewertung der Veränderungsschritte

5.1 Erfahrungen mit neuen Strategien – *»Probieren geht über Studieren«*

Mit der Entscheidung für bestimmte Therapieschritte steht für Therapeut und Patient die Phase der praktischen Erprobung an. Die konkrete Umsetzung der Planung erfolgt sowohl innerhalb der Therapiesitzungen durch Gespräche und Übungen als auch außerhalb des therapeutischen Settings in Form von sogenannten »Hausaufgaben«, d. h. eigenständiger Arbeit des Patienten im Alltag.

Wie bereits im letzten Kapitel erwähnt, kann man bei der Umsetzung des Therapieplans auf eine Vielzahl praktischer Anregungen aus der störungsspezifischen klinisch-psychologischen Literatur zurückgreifen. Bewährte Methoden in der verhaltenstherapeutischen Veränderungsarbeit sind z. B.

- Verfahren zum Abbau und zum Aufbau des Verhaltens sowie zur Erhöhung der Selbstkontrolle
- Gedanken- und Verhaltensexperimente
- Verhaltensproben, Rollenspiele und Verhaltensübungen
- Expositionsübungen, teilweise mit aktiver Reaktionsverhinderung
- kognitive Interventionen: Anleitungen zur Reflexion und Umbewertung
- imaginative Verfahren
- Entspannungstraining und Biofeedback

Die in den Therapiesitzungen erarbeiteten und erprobten Schritte werden durch die »Hausaufgaben« vertieft und weitergeführt. Auf Einsatz und Wirksamkeit von Hausaufgaben in der Therapie gehen Kanfer (1996) und Helbig und Fehm (2005) näher ein. Solche Aufgaben oder Transferübungen haben eine bessere Chance, umgesetzt zu werden, wenn sie stringent aus den Sitzungsinhalten abgeleitet werden und konkrete Aufgaben enthalten zu:

- Gelegenheit zur Ausführung: Ort, Zeit, Personen
- Art der Ausführung: wie, wie lange, Umfang
- Erinnerungshilfen für Gelegenheit und Durchführung
- Abschirmung gegen altes konkurrierendes Muster
- Festhalten der Ergebnisse: Selbstbeobachtungsnotizen
- Selbstverstärkung

Hausaufgaben sind als Vorschläge zu verstehen, die jedoch nach Absprache als verbindlich gelten; sie können im Schwierigkeitsgrad durchaus anspruchsvoll sein. Sie sollen in der Folgesitzung unbedingt aufgegriffen und besprochen werden. Den positiven Erfahrungen sollte dabei gleicher Raum gegeben werden wie Schwierigkeiten bei der Durchführung.

Auch die weitere Bearbeitung der Problematik in der Sitzung sollte sich in neuen praktischen Aufgaben für die Zeit bis zur nächsten Sitzung niederschlagen. Es gehört zu einer guten Sitzungsvorbereitung, dass der Therapeut sich Gedanken darüber macht, wie er die zuvor gegebenen Hausaufgaben zusammen mit dem Patienten auswertet und welche Aufgaben er je nach Sitzungsverlauf neu vorschlagen könnte.

Wenn ein Patient Hausaufgaben nicht annimmt oder durchführt, sollten die Gründe dafür eingehend geklärt werden (siehe Shelton & Ackermann, 1978; Beck et al., 1992).

In den Sitzungen werden Erfahrungen mit der Erprobung von Veränderungsschritten kontinuierlich daraufhin ausgewertet, ob und inwiefern das gewählte Vorgehen für das jeweils angestrebte Ziel förderlich war.

Durch das systematische Experimentieren mit neuen Strategien macht der Patient Erfahrungen, die seine Wahlmöglichkeiten und seinen Handlungsspielraum laufend erweitern.

5.2 Bewertung des Veränderungsprozesses –
»Häufiger Bilanz ziehen«

Für effektives Arbeiten und sinnvolles Ausnutzen der Erfahrungen im Sinne eines sich immer wieder korrigierenden Problemlösevorgehens ist es notwendig, kontinuierlich den Fortgang der Therapie zu evaluieren und zu reflektieren, indem Rückmeldung über die Wirksamkeit von Veränderungsschritten beim Patienten bzw. bei anderen Beteiligten eingeholt wird.

Zusätzlich zu den laufenden Rückmeldungen und Kontrollen ist es sinnvoll, dass der Therapeut sich von Zeit zu Zeit klarmacht, wie der »Stand der Dinge« ist. Solche kurzen Zwischenbilanzen, beispielsweise über Fortschritte, über die Qualität der therapeutischen Beziehung, die Zufriedenheit mit den Sitzungen und die aktuelle Stärke der Veränderungsmotivation können Gegenstand des therapeutischen Gesprächs werden oder in Form von Rückmeldebögen regelmäßig erhoben werden (z. B. Sulz, 2000; Kanfer et al., 2004; Grawe & Braun, 1994).

Gemeinsame Zwischenbilanzen dienen dazu, sich zu vergegenwärtigen, wie der aktuelle oder bisherige Therapieprozess verlaufen ist und wo man im Hinblick auf das angestrebte Ziel im Augenblick steht. Eine Kurzbilanz, z. B. in Form eines »Blitzlichtes« nach jeder Sitzung und ausführliche Zwischenbilanzen nach größeren Abschnitten sind wichtige Informationsquellen für den Therapeuten. Wir schlagen vor, im Sinne unseres Prozessmodells Zwischenbilanzen unter folgenden Gesichtspunkten vorzunehmen:

- Was ist bisher erreicht worden: Einstellungsänderungen, Fortschritte im Verhalten? Wo stagniert der Prozess?
- Wo stehe ich im Hinblick auf mein Ziel?
- Welche Vorgehensweisen waren sinnvoll, welche nicht?
- Haben sich Problemstellung und Therapievoraussetzungen verändert?
- Haben sich neue Zielsetzungen ergeben?
- Wo und aus welchen Gründen sind Abweichungen von den geplanten Veränderungsschritten erfolgt?
- Welche Aspekte der Therapeut-Patient-Interaktion sind förderlich, welche sind hinderlich für den therapeutischen Veränderungsprozess?
- Wie ist der Stand im Hinblick auf den geplanten Gesamtprozess?

In den Materialien findet sich als konkreter Vorschlag zur Zwischenbilanz eine Skala zur Standortbestimmung mit Auswertungsfragen für den Patienten.

Falls der gemeinsame Problemlöseprozess einmal deutlich stagniert, sich etwa ein ursprünglich definiertes Ziel als nicht erreichbar herausstellt, sollte der Therapeut dies möglichst früh mit dem Patienten ansprechen. Beide sollten gemeinsam überdenken, welche Ursachen dafür verantwortlich sind bzw. wo eine Revision angebracht erscheint, z. B. bei der Problemdefinition, bei der Zieldefinition oder bei den eingesetzten Maßnahmen; anschließend kann zu der entsprechenden Phase zurückgekehrt und dort mit dem Problemlöseprozess erneut eingesetzt. Bei auftretenden Widerständen ist ein Rückgriff auf die Plananalyse hilfreich, bevor Therapeut und Patient einen für beide Seiten frustrierenden Machtkampf aufnehmen (vgl. Caspar & Grawe, 1981; Caspar, 2007). Ist die Stagnation in der therapeutischen Beziehung begründet, dann sollte ein klärendes Gespräch mit den Betroffenen stattfinden. Hier ist eine Besprechung mit einem Supervisor oder mit Kollegen hilfreich.

5.3   Beendigung der Therapie –
»Ende gut, alles gut?«

Haben Patient und Therapeut den Problemlöseprozess bezüglich der definierten Probleme gemeinsam durchlaufen und die abgesteckten Ziele erreicht, gilt es, Überlegungen zum Abschluss der Therapie anzustellen. Gegen Ende der Therapie muss der Patient auf Trennung und selbständige Weiterarbeit vorbereitet werden. Dabei stehen im Vordergrund:

* Bemühungen um Stabilisierung erreichter Erfolge durch Wiederholungen und Übung
* Unterstützung von Transfer- und Generalisierungsprozessen
* Überlegungen zum Zeitpunkt des Therapieabschlusses, u. U. zum »Ausschleichen« der therapeutischen Unterstützung durch schrittweise Vergrößerung der Sitzungsabstände
* ggf. Vereinbarung von Auffrischungssitzungen, sog. »boostersessions« oder gelegentliche Rückmeldungen per Telefon oder E-Mail
* Vorbereitung auf die »Zeit nach der Therapie«; Absprachen und Maßnahmen zum Umgehen mit Rückschritten und zur allgemeinen Rückfallprävention sowie zur Aufrechterhaltung der Motivation, an den Problemen allein weiterzuarbeiten

Für die Vorbereitung des Patienten auf die Beendigung der therapeutischen Zusammenarbeit sollte der Therapeut genügend Zeit einplanen; hilfreich ist es in dieser Phase, die wichtigsten Ergebnisse mit dem Patienten zusammenzufassen und möglicherweise auch in einer »Therapiemappe« festzuhalten, auf die der Patient bei künftigen Schwierigkeiten zurückgreifen kann.

Abschließend, i. d. Regel unmittelbar zum Ende der Therapie, werden die Ergebnisse der Behandlung in einer Post-Messung mit den gleichen Instrumente wie in der Prä-Messung erfasst. Diese werden auch in einer oder mehreren Follow-up-Messungen eingesetzt, um die Stabilität der Veränderungen zu überprüfen. Solche Messungen können verbunden werden mit Nachbesprechungsterminen, die neben der diagnostischen auch eine motivierende Funktion für den Patienten haben können. Wir empfehlen, nach 6 und 12 Monaten den aktuellen Stand noch einmal zu erheben.

Nach stationären Therapien ist die Abfassung eines Abschlussberichtes – des sogenannten Arztbriefes – verpflichtend. Auch nach ambulanten Therapien ist eine kurze schriftliche Abschlussdokumentation (sog. »Epikrise«) sinnvoll, die ggf. an den überweisenden

Arzt weitergeleitet werden kann. In den Materialien in Kapitel V finden sich Vorlagen für einen »Patientenfragebogen zum Therapieabschluss« sowie für einen Therapieabschlussbericht des Therapeuten.

Aufgaben für den Therapeuten in Phase 5:

- Nutzen Sie störungsübergreifende und störungsspezifische Verfahren zur Veränderungsmessung und Therapieerfolgskontrolle.
- Legen Sie fest, welche Veränderungen im ersten Problembereich erreicht sein sollen, damit Sie zur Bearbeitung eines weiteren übergehen können.
- Machen Sie sich klar, welche Veränderungen erreicht sein müssen, damit die Therapie beendet werden kann.

Mögliche Fragen an den Patienten in Phase 5:

- Wie nützlich war der erprobte Schritt für Ihr Ziel?
- Welche Erfahrungen können Sie daraus ziehen?
- Lassen sich Ihre Erfahrungen auch auf andere Problembereiche übertragen?
- Wie können Sie die erreichten Fortschritte festigen und aufrechterhalten?

Ein Abschließen der Therapie bedeutet natürlich nicht, dass der Patient für immer von all seinen Problemen befreit ist. Wir begreifen Patienten vielmehr als Lernende, die bestimmte Defizite im Erleben und Verhalten in bestimmten Phasen des Problemlöseprozesses aufweisen oder die besonders schwierigen Situationen ausgesetzt waren, in denen sie nicht adaptiv handeln konnten. Therapie ist von vornherein angelegt auf einen begrenzten Zeitraum. Ihr Ergebnis sollte vor allem darin bestehen, dass Störungssymptome reduziert werden und somit Leiden vermindert wird. Das geschieht dadurch, dass die eigenen Möglichkeiten zur Zielerreichung erweitert und ausdifferenziert werden und damit auch ein größeres Maß an allgemeinen Problemlösefähigkeiten erworben wird. So verstanden ist problemorientierte Therapie neben der Auflösung der Störung immer auch Chance zur Selbstentfaltung und zum persönlichen Wachstum.

6 Qualitätssicherung und Supervision –
»*Vertrauen ist gut ...*«

6.1 Verbesserung der Prozess- und Ergebnisqualität

Angesichts knapper Kassen im Gesundheitswesen gewinnt die gesetzlich verankerte Qualitätssicherung in der psychotherapeutischen und psychosozialen Versorgung zunehmende Bedeutung (Laireiter & Vogel, 1997). Laut § 135a des SGBV sind die Leistungserbringer im Gesundheitswesen »zur Sicherung und Weiterentwicklung der Qualität der von ihnen erbrachten Leistung verpflichtet. Die Leistungen müssen dem jeweiligen Stand der wissenschaftlichen Erkenntnisse entsprechen und in der fachlich gebotenen Qualität erbracht werden.« Diese Verpflichtung wird zwar zunächst vielfach als unliebsame Reglementierung empfunden, sie erscheint aber in ihren Konsequenzen als durchaus begrüßenswert (vgl. hierzu u. a. Winter, 1996). So ist es positiv zu bewerten, dass therapeutische Verfahren, Versorgungsbereiche und Ausbildungsgänge im Wettbewerb ihr Profil schärfen und ihre Leistungen für den Vergleich transparent machen müssen. Dies wird sich auf die Professionalisierung und die psychotherapeutische Versorgungsqualität langfristig günstig auswirken.

Die Klinische Psychologie hat mit empirischen Befunden aus der Psychotherapieforschung immer schon Impulse zur Qualitätssicherung in der Gesundheitsversorgung gegeben (Richter, 1994). Qualitätssicherung in der Psychotherapie zielt darauf ab, eine humane, wirksame und wirtschaftliche Versorgung nach dem aktuellen Forschungsstand zu gewährleisten.

In der Diskussion zu dieser Thematik wird unterschieden zwischen strukturellen, prozeduralen und ergebnisbezogenen *Qualitätsaspekten,* auf die sich qualitätssichernde und -überwachende Maßnahmen beziehen können (Schulte, 1993; Grawe & Braun, 1994).

1. *Strukturqualität* betrifft die personelle und materielle Ausstattung und die Organisation von Einrichtungen. Auch Zusammensetzung und Qualifikation der Mitarbeiterschaft werden hier einbezogen.
2. *Prozessqualität* bedeutet die Qualität der im Behandlungsverlauf angewendeten diagnostischen und therapeutischen Verfahren.

3. *Ergebnisqualität* schließlich bezieht sich auf die erzielten Behandlungsresultate und auf den Therapieerfolg. An ihr müssen sich letztlich alle anderen Qualitätsaspekte orientieren.

Die Überprüfung der genannten Aspekte erfolgt im sogenannten *Qualitätsmanagement* oder auch TQM (total quality management). Dieses Vorgehen setzt inhaltliche Kriterien voraus, an denen sich die Güte der Versorgung bestimmen lässt, und auch Methoden, mit denen sich Therapieprozessmerkmale und -ergebnisse messen lassen. Psychotherapeutische Erfolgsnormen und auch entsprechende Messmethoden wurden in Forschung, Lehre und Praxis mit unterschiedlichem Einsatz und Verbindlichkeitsanspruch entwickelt (vgl. u. a. Greve, 1993; Schulte, 1993; Härter et al., 2003).

Wichtige Anregungen ergaben sich in diesem Zusammenhang aus Konzepten und Verfahren der Qualitätssicherung, die ursprünglich für die Bereiche der Industrie und des Handels entwickelt wurden und die sich in weltweit anerkannten Qualitätsstandards, der Normenreihe DIN ISO 9000 ff, niedergeschlagen haben, die inzwischen als Ordnungssystem auch auf Dienstleistungssektoren wie psychotherapeutische Versorgungseinrichtungen und -tätigkeiten übertragen worden sind. Spezifisch für den Gesundheitsbereich entwickelte Systeme sind beispielsweise das KTQ (Lüthy & Dannmaier, 2006) und das von der kassenärztlichen Bundesvereinigung entwickelte QEP (Diel & Giebis, 2005). Die Systeme benennen Anforderungen an die externe Bewertung und Nachprüfung von Qualitätselementen, die sich auf die *Erreichung definierter Ziele* beziehen, wie im Therapiebereich etwa:

* Symptomreduktion;
* Dauerhaftigkeit des Therapieerfolgs;
* Güte eingesetzter diagnostischer und therapeutischer Verfahren;
* Vertretbarkeit des Behandlungszeitraums;
* Qualifikation des Therapeuten;
* Einhaltung berufsethischer Prinzipien;
* Datensicherung, kundenorientierte Rahmenbedingungen;
* Kommunikations- und Informationsprozesse;
* Beschwerdemanagement;
* Notfallmanagement.

Nähere Ausführungen zur Bestimmung von Qualitätselementen im Hinblick auf die therapeutische Praxis sowie zur Einführung eines Qualitätsmanagement-Systems finden sich bei Bertelmann et al. (1996).

Unabdingbare Voraussetzung zur Sicherung und Verbesserung der Prozess- und Ergebnisqualität ist die Herstellung von Transparenz durch eine zufriedenstellend standardisierte diagnostisch-therapeutische *Dokumentation* (vgl. Schulte, 1993; Laireiter, 1994; Laireiter et al., 1996).

Diese umfasst

- die Ausgangsbedingungen
- den Therapieverlauf und
- die Therapieergebnisse, die sowohl unmittelbar nach Ende der Interventionen als auch längere Zeit danach erhoben werden sollten (z. B. Frank & Fiegenbaum, 1994).

Die Daten, die vor und nach der Therapie erfasst werden und damit Auskunft über Struktur und Ergebnisse geben, werden auch mit dem Oberbegriff *Strukturdokumentation* bezeichnet, während die Informationen aus dem Verlauf der Therapie von der ersten bis zur letzten Sitzung die *Verlaufsdokumentation* darstellen. Zur Vereinheitlichung der Dokumentationssysteme im ambulanten und stationären Feld gibt es einige Vorschläge zu sogenannte *Basisdokumentationen*, deren Vorteil in verbesserten Kommunikations- und Vergleichsmöglichkeiten liegt und in denen konkrete Vorgaben für die zu erhebenden Daten enthalten sind (vgl. Fydrich, in Vorbereitung).

Die Durchführung von Maßnahmen zur Qualitätssicherung kann auch unmittelbar für den Therapieprozess von Nutzen sein, indem die gewonnenen Informationen und Messergebnisse – auch in graphischer Form – als Rückmeldung für Therapeuten und Patienten über den Therapieverlauf und über hinderliche und förderliche Bedingungen dienen und so zu Zwischenbilanzen und Korrekturen anregen.

Qualitätsmanagement erstreckt sich nicht nur auf die Planung und Beschreibung von wünschenswerten Abläufen, sondern schließt die Kontrolle über die Umsetzung und anschließende Korrektur formulierter Schritte mit ein. Dieser Prozess wird u. a. mit den Schritten des sogenannten PDCA-Zyklus beschrieben, der im Folgenden an einem Beispiel erläutert wird.

P = Plan: Planen eines neuen Schrittes, z. B. nach der ersten Sitzung soll jeder Patient das Informationsblatt zum Therapieangebot und zur Honorarausfallsgebühr erhalten.

D = Do: Informationsblatt wird neben Kartenlesegerät vorrätig gehalten und Ausgabe auf Anmeldebogen vermerkt.

C = Check: Probelauf von 8 Wochen; monatlich einmal werden die Anmeldebögen überprüft; es stellt sich heraus, dass die Privatpatienten häufig vergessen werden, da sie nicht per Karte erfasst werden.

A = Act: Die entsprechenden Informationsblätter werden von nun an direkt mit dem Anmeldeformular zusammengeheftet und ausgehändigt.

Das einrichtungsinterne Qualitätsmanagement wird in einem sogenannten »Praxishandbuch« niedergelegt; hier werden die Nachweise und Materialien zu den verschiedenen Qualitätsindikatoren festgehalten.

Die genannten Schritte zur Qualitätssicherung können *intern* formuliert und überprüft werden, sie können aber auch in eine *externe* Qualitätssicherung eingehen. Dies geschieht z. B. im Rahmen einer Zertifizierung einer Einrichtung durch externe Auditoren. Auch das Antrags- oder Gutachterverfahren stellt eine Form der externen Qualitätssicherung dar, ebenso die Beteiligung an einem Qualitätszirkel sowie die Inanspruchnahme von Supervision.

6.2 Supervision

Neben der Erhebung von quantifizierbaren Erfolgs- und Verlaufsdaten einer Therapie dient auch die professionelle Supervision der Qualitätssicherung psychotherapeutischer Tätigkeit und Ausbildung. Im folgenden Abschnitt wollen wir daher auf spezielle Aspekte in der Supervision im Kontext problemorientierter Therapien eingehen.

Das Phasenmodell des Problemlösens bietet auch und gerade in der Supervisionsarbeit ein geeignetes Rahmenmodell zur Strukturierung des Vorgehens. Wir verweisen auf das Buch von Lohmann (2001), die eine anschauliche und ausführliche Anleitung zur Supervision nach dem Problemlösemodell vorgelegt hat.

Als erstes gilt es, den Gegenstand der Supervision genauer zu definieren, also das Anliegen, das mit dem Supervisor bearbeitet werden soll. Ähnlich wie bei der Definition der Probleme des Patienten kann dies in Form von Ist-Soll-Diskrepanzen aus der Sicht des Therapeuten möglichst konkret und verhaltensnah geschehen.

»Ich bin unzufrieden damit, dass ich den Patienten nicht zu durchgängigen Hausaufgaben motivieren kann.«

»Ich bin unzufrieden damit, dass ich immer wieder auf die Bestätigungsbedürfnisse meiner Patientin eingehe.«

»Ich frage mich, warum mich das klagende Verhalten meiner depressiven Patientin so aufbringt und ungeduldig macht.«

»Ich möchte gern am Körperschema der Patientin arbeiten, weiß aber nicht recht, wie.«

»Ich bin unzufrieden damit, dass alle unsere Gespräche so oberflächlich bleiben. Stimmt das? Woran kann das liegen?«

Die vom Therapeuten in der Supervision genannten Anliegen und Probleme können folgendermaßen systematisiert werden:

Im Mittelpunkt stehen die *methodischen Probleme* des Therapeuten mit den Störungen und Schwierigkeiten des Patienten. Hier hilft eine Standortbestimmung im Problemlöseprozess: In welcher Phase des Prozesses befindet sich die Therapie? Muss evtl. zu einer früheren Phase zurückgegangen werden? Mit welchen konkreten Schritten sollte fortgefahren werden? Aufgabe des Supervisors ist es hier, durch Strukturierungshilfen Wissen und Handlungspläne des Therapeuten neu zu ordnen und ggf. zu erweitern. Stehen dem Therapeuten bestimmte Mittel oder Handlungskompetenzen (noch) nicht zur Verfügung, kann es notwendig werden, sich um deren Erwerb aktiv zu bemühen.

Die unter diesem Abschnitt genannten Fragen und Hilfestellungen sind häufig in der ersten Phase der Therapieausbildung und zu Beginn einer Fallkonzeption Gegenstand der Supervisionsbesprechung.

Es handelt sich um ein *Beziehungsproblem* zwischen dem Therapeuten und dem Patienten, welches die gemeinsame therapeutische Arbeit beeinträchtigt. Das Problemlösemodell bietet auch hier einen Rahmen für die Bearbeitung, besonders in der Analyse der interaktionellen Regeln und Pläne von Therapeut und Patient. Hilfreich ist hier auch, Wahrnehmungen und Einschätzungen anderer Personen – z. B. anderer Teilnehmer der Supervisionsgruppe und des Supervisors – einzuholen und zu berücksichtigen.

Im Verlauf des Supervisionsgespräches kann sich auch herausstellen, dass es hauptsächlich *intrapsychische Probleme des Therapeuten* sind, die bei ihm – evtl. durch die Arbeit mit dem Problem des Patienten oder durch spezifische Interaktionsmuster in der Beziehung zum Patienten – virulent werden und entsprechend den Therapieprozess beeinflussen. Oft genügt es, durch eine Problemdefinition herauszuarbeiten, welches »Thema« hier aktualisiert worden ist, so dass der Therapeut in die Lage versetzt wird, selbstständig weiterzuarbeiten.

Die Störung der therapeutischen Arbeit resultiert aus *institutionellen Bedingungen* oder Problemen im Team. Auch hier erweist sich nach unserer Erfahrung ein systematisches Durchlaufen des Problemlöseprozesses als hilfreich, und es schützt vor voreiligen Schuldzuschreibungen. Die Sichtweisen aller Beteiligten zu Einflussfaktoren und zu Veränderungszielen und -möglichkeiten müssen abgeklärt werden; besonderes Gewicht ist hier auf die Analyse von institutionellen Strukturen und Systemregeln (vgl. Kap. II, 2.3) zu legen.

In der Aus- und Weiterbildung dient die Supervision auch der Überwachung und Kontrolle der therapeutischen Tätigkeit der Ausbildungsteilnehmer, also der Frage, ob »lege artis« gearbeitet wird. Damit sind nicht nur Anliegen der Supervisanden Ausgangspunkt der Supervision, sondern auch allein vom Supervisor wahrgenommene Schwierigkeiten und Auffälligkeiten und von ihm definierte Ziele. Besonders hier, aber auch in allen anderen Supervisionszusammenhängen sind Video- und Tonaufnahmen für den Austausch nützlich und zur Objektivierung der Eindrücke unabdingbar. Als Voraussetzung ist es notwendig, beidseitig Vertrauen und Akzeptanz aufzubauen und die Aufnahmebereitschaft auch für kritische Rückmeldungen durch das Einhalten allgemein gültiger Feedbackregeln zu fördern.

Regelmäßige Bilanzen zum Entwicklungsstand des Therapeuten in größeren Zeitabständen, im Hinblick auf seine Stärken und Schwächen, seine Lernziele und Kompetenzen, machen es dem Supervisanden leichter, sich auch mit seinen Schwächen auseinanderzusetzen und sich persönlich zu entwickeln.

Frank (1997) unterscheidet in diesem Zusammenhang verschiedene Entwicklungsstufen bei Supervisanden in der Aus- und Weiterbildung. Während anfangs methodische Anliegen im Mittelpunkt stehen, verlagert sich der Schwerpunkt zunehmend auf eine kollegiale Klärung bei der Entwicklung einer professionellen Identität in der therapeutischen Beziehung. Dies bedeutet, dass der Supervisor zunächst eher aus der Rolle des »Lehrers« darauf achtet, wie Supervisanden ihre Kenntnisse in therapeutisches Handeln umsetzen. Im Laufe der Zeit wird er dann mehr und mehr zum kollegialen Berater.

Auch nach Abschluss der Aus- und Weiterbildung sollten psychologische Psychotherapeuten eine regelmäßige kollegiale Supervision oder eine Teilnahme in einem Qualitätszirkel als Teil der eigenen professionellen Qualitätssicherung beibehalten.

III Kurzfassung des Leitfadens: Problemanalyse im psychotherapeutischen Prozess

1. Problemstellung

1.1 **Erste Orientierung über die Problematik**	Bestandsaufnahme der aktuellen Probleme und Symptome	• Gründe und Anlass für die Anmeldung • Vorherrschende Beschwerden, Probleme und Auffälligkeiten • Vorgeschichte • Problemdauer • bisherige Bewältigungsversuche • psychologische und medizinische Vorbehandlungen • Einschätzung der aktuellen Belastung, ggf. Abklärung von Suizidalität
	Angaben zur Person	• soziodemographische Daten • soziale, berufliche und finanzielle Situation • familiärer Hintergrund • problemrelevante biographische Ereignisse

Zusammenfassung und Ausblick	• Zusammenstellung der Ist-Soll-Diskrepanzen: „Patient ist unzufrieden damit, dass er...“ „Patient möchte erreichen, dass er...“ • Einstellung des Patienten zur Symptomatik • Annahmen über Entstehung und Veränderbarkeit • Sichtweise verschiedener Beteiligter • Therapieerwartungen • Klärung der Bedingungen für die weitere Zusammenarbeit • persönlicher Eindruck des Therapeuten • Überlegungen zur Beziehungsgestaltung
1.2 Problemdefinition und Diagnostik	
Ordnen der Probleme	• Benennung • Abgrenzung • wechselseitiges Verhältnis
Weitere Informationsgewinnung	• Strukturiertes Klinisches Interview • Standarddiagnostik/störungsspezifische Diagnostik • medizinische Abklärung (Konsiliarbericht) • Befunde früherer Behandlungen • psychopathologischer Befund, u. a. Bewusstsein, Orientierung, Aufmerksamkeit und Konzentration, Gedächtnis, Auffassung und Intelligenz, formales und inhaltliches Denken, Antrieb und Psychomotorik, Suizidalität

	Vorläufige Diagnose und Indikationsstellung	• Diagnosestellung nach ICD bzw. DSM • Entscheidung für oder gegen problem- und verhaltensorientierte Psychotherapie • voraussichtlicher zeitlicher Umfang und therapeutisches Setting • Klärung medizinischer Mitbehandlung • Informationen über Therapieansatz • Vereinbarung über Rahmenbedingungen für die Therapie
1.3 Problem-auswahl	Gewichtung der Probleme	• Belastungsgrad • Dringlichkeit • Veränderungsbereitschaft • Erfolgsaussichten
	Auswahl des ersten zu bearbeitenden Problems	• Entscheidung entsprechend o. g. Gewichtungskriterien • Konsens über Problemstellung
2. Problemanalyse		
2.1 Verhaltens-analyse	Auswahl und Charakterisierung des Problemverhaltens	• Aussehen • Intensität • Frequenz • Verlauf

Analyse konkreter Verhaltens-sequenzen	Beispiele für Verhalten-in-Situationen (V-i-S)

Situation (S)

Überdauernde bzw. akute, interne bzw. externe Vorbedingungen und Ereignisse:

- problemrelevante kritische Situationen, Anforderungen, Auslöser räumliche, zeitliche, materielle Bedingungen (Setting)
- Verhalten anderer Personen
- eigenes Verhalten, Stimmung, Bedürfnislage
- Vorstellungen, Gedanken und Vorhaben
- überdauernde und/oder aktuelle Bedingungen des körperlichen Befindens

Wahrnehmungsprozess (WP)

- Orientierung
- Aufnehmen und Kodieren von Informationen

Innere Verarbeitung (iV)

- Interpretation der Situation: Bedeutungszuschreibung, Kausalattribuierung, Erwartungen, Schluss-folgerungen

- Bewertung der Situation:
  in Bezug auf eigene Bedürfnisse, Ziele, Ansprüche
- Handlungsvorbereitung:
  Wünsche, eigene und fremde Standards, Ziele, Konflikte
  Strategien, Handlungspläne
  Selbstwirksamkeitseinschätzungen
  Entscheidung und Selbstmotivierung

Verhalten und Erleben (V)
V_m- motorische Modalität, beobachtbare Verhaltensäußerung
V_e- emotionale Modalität, subjektives Erleben und Fühlen
V_k- kognitive Modalität, Gedanken und bildhafte Vorstellungen
V_{ph}- physiologische Modalität, körperliche Reaktionen und Körperempfindungen

Konsequenzen (K)
- Zeitpunkt: kurzfristig/langfristig (Kk/Kl)
- Quelle: extern/intern (Ke/Ki)
- Qualität: Auftreten bzw. Wegfallen positiver oder negativer Konse-
quenzen (K+, K-, K̸+, K̸-)

	• Analyse von Bedingungen, unter denen das Problemverhalten nicht auftritt
Analyse von Ausnahmen und Alternativen	• Analyse von Bedingungen, unter denen das gewünschte Verhalten gezeigt wird
	• Strukturierung der Informationen in Form zeitlich gegliederter Verhaltenssequenzen
Erstellen eines funktionalen Bedingungsmodells	• Unterscheidung verhaltenserleichternder bzw. -erschwerender Bedingungen
	• Analyse der Kontingenzen
	• Hypothesen zur Verhaltenssteuerung
	– Steuerung durch vorausgehende und vermittelnde Bedingungen (S, WP, iV)
	– Steuerung durch Konsequenzen (K)
	– Steuerung durch Modellwirkung
	– Defizite im Wissens- oder Verhaltensrepertoire
	– Skizze eines individuellen Bedingungsmodells
2.2 Plan- und Motivationsanalyse	• transsituative Übereinstimmungen und Regelhaftigkeiten
Betrachtung übergreifender Komponenten der Handlungssteuerung	• instrumenteller Stellenwert des Verhaltens für übergeordnete Bedürfnisse
	• identifizierbare Ziel-Strategie-Komplexe
	• persönliche Motive, z. B. Macht, Anschluss, Leistung, Autonomie, Genuss, Sicherheit, Anerkennung

| Erschließen von Regeln und Plänen | Leitfragen:
• Welchen übergeordneten Zielen dient das Verhalten?
• Welchen Zielen dienen diese ihrerseits als Mittel?
• Wie groß ist der Geltungsbereich eines Plans?
• Auf welche Weise realisiert der Patient die persönlich bedeutsamen Ziele?
• Lässt sich das konkrete Verhalten in verschiedenen Situationen auf einen gemeinsamen Plan zurückführen?
• Welche Pläne stehen in Konflikt miteinander?
• Stellt das Problemverhalten einen Kompromiss zwischen widersprüchlichen Plänen dar?
• Durch welche Pläne wird gewünschtes, jedoch nicht gezeigtes Verhalten blockiert?
• Gibt es einen dominanten Plan? |
| Vorgehen bei der Analyse | Informationsquellen:
• Auswertung von Verhaltensbeispielen (V-i-S)
• Exploration und Fragebogen
• Selbst- und Fremdbeobachtung
• Therapeutische Interaktion |

Hinweise aus der Therapeut-Patient-Beziehung	Problemrelevantes Verhalten und Auffälligkeiten in der therapeutischen Interaktion: • Welche Reaktionen und Reaktionstendenzen löst der Patient beim Therapeuten aus? • Welche zwischenmenschlichen Verhaltensweisen scheint der Patient beim Therapeuten erreichen, welche verhindern zu wollen? • Welche interaktionellen Strategien fallen auf? • Wie gestaltete und nutzte der Patient bisher die therapeutischen Kontakte?
Richtung der Planerschließung	• von unten nach oben („.... um zu...") • von oben nach unten („...indem...") Formulierung der Pläne im Imperativ Erstellung einer Planskizze
Beurteilung von Regeln und Plänen	Kriterien • Bewusstheit und Transparenz • Rationalität, Realismus • Widerspruchsfreiheit • sinnvolle Ableitung • Effizienz (Nebeneffekte) • Verhaltenskompetenz

2.3 **Analyse von Systemregeln**	Systemstruktur und Systemregeln	• In welche Systeme und Subsysteme ist der Patient eingebunden? • In welchen sozialen Bezugsgruppen spielt das Problem eine Rolle? • typische wiederkehrende Bedingungen, Beziehungsmuster und Rollen im sozialen Umfeld des Patienten • implizite und explizite Systemregeln, Geltungsbereiche/Konflikte innerhalb und zwischen den Systemen • Verhältnis individueller Bedürfnisse zu Systemregeln
	Systemdynamik	• Problemstabilisierung durch bestimmte Systeme? • Systemstabilisierung durch das Problem? • Blockierung von Veränderungen innerhalb des Systems • Veränderungsmöglichkeiten des Systems • problemrelevante Entwicklungen und Trends
2.4 **Entstehung und Ausformung des Problems**	Biographische Anamnese	• biographische Daten; ggf. in Zeittafel ordnen • Informationen zur körperlichen und psychosozialen Entwicklung • Besonderheiten der familiären, schulischen und beruflichen Entwicklung • familiäre Vorbelastungen mit psychischen Erkrankungen

Beginn und Weiterentwicklung des Problems	• erstes Auftreten bzw. problembezogener Ausgangspunkt • Analyse der Problementstehung analog zur V-i-S-Analyse • Dauer der Problematik, Chronifizierung • Verbesserungen, Verschlechterungen in der Folgezeit • Veränderungsbedingungen • Reaktionen der Beteiligten: Erklärungen für das Weiterbestehen, Bewertungen • Bewältigungsversuche und -effekte • Motivationsveränderungen
Erklärungen für die Entstehung des Problems	• Hypothesen zum funktionalen Bedingungsmodell für das erste Auftreten • Hypothesen zur Problementwicklung unter Einbeziehung evidenzbasierter Störungsmodelle • Betrachtung der Problementwicklung als Folge fehlgeschlagener Lösungsversuche • Bewertung der Qualität eingesetzter Bewältigungsstrategien für die Problemlösung

2.5 Schlussfolgerungen aus der bisherigen Analyse

Hypothesen und Ansatzpunkte	• Auswahl zentraler Hypothesen aus
	  – Verhaltensanalyse
	  – Plananalyse
	  – Analyse der Systemregeln
	  – Analyse der Problementwicklung
	• entsprechende Ableitung therapeutischer Ansatzpunkte
	• typische Verhaltensweisen des Patienten im Umgang mit Problemen: Problemlösefähigkeiten und -defizite

Ätiologisches Gesamtmodell	• Gewichtung der Hypothesen • Abschluss der Diagnosestellung • Zusammenfassung zu einem ätiologischen Gesamtmodell • Einbeziehung eines ausgewählten psychologischen Störungsmodells • Überlegungen zur Vermittlung des Modells an den Patienten • vorläufige Auswahl von Ansatzpunkten
Gesamtbetrachtung aller Probleme und ihres Zusammenhangs	• aktueller Zusammenhang • Lerngeschichte • Interdependenzen zwischen den Problembereichen des Patienten • Entscheidung, ob Informationen für Veränderungsplanung ausreichen

3. Zielanalyse

3.1 Veränderungsvoraussetzungen	Positive und negative Seiten des derzeitigen Zustands	• Belastungen und Einschränkungen durch das Problem • positive Auswirkungen der Problematik, möglicher Krankheitsgewinn • zufriedenstellende Lebensbereiche als Ressourcen • Kompetenzen, Stärken und erfolgreiche Problemlösefähigkeiten • Störung als Lösungsversuch? • bisherige und gegenwärtige aktive Bewältigungsversuche
	Veränderungsmotivation	• Vorstellungen über Art der Veränderung • Bereitschaft zur aktiven Mitwirkung • Priorität: Erklärung oder Veränderung • Stärke des Veränderungswunsches • Erwartungen an Möglichkeiten und Resultate • Anstrengungsbereitschaft, Selbstwirksamkeitsüberzeugung • Erwartungen an Therapie: Form, Zeitperspektive, Interaktion, Berücksichtigung früherer Therapieversuche
	Fördernde und hemmende Umgebungsfaktoren	• soziale und materielle Bedingungen in der Umgebung des Patienten • gezielter Rückgriff auf förderliche Faktoren möglich? • gezielte Abschwächung hemmender Faktoren möglich? • Möglichkeiten sozialer Unterstützung im näheren Umfeld

3.2 Zielbestim-
mung

Zielvorstellungen bei allen Beteiligten

- Ziele für den Zustand bzw. die Fähigkeiten nach dem therapeutischen Veränderungsprozess
- Arbeit an konkreter Problemlösung oder Steigerung der Problemlösefähigkeiten
- erwartete positive und negative Folgen der Zielerreichung, kurz- und langfristig
- Gemeinsamkeiten und Unterschiede in den Sichtweisen

Bestimmung von Zielen und Zwischenzielen

- Kriterien für die Zieldefinition:
  – Zielverhalten soll vom Patienten selbst ausführbar sein
  – positive Formulierung
  – konkrete und situationsspezifische Operationalisierung von Teilzielen
- zeitliche Abfolge von Fern-, Zwischen- und Nahzielen
- Kriterien für die Beendigung der Therapie
- Vereinbarung einer gemeinsamen Zielsetzung für die anstehende Therapiephase

3.3 Therapeut-Patient-Beziehung

Voraussetzungen der Zusammenarbeit

- Wie wurde die therapeutische Beziehung eingegangen, von wem initiiert, Freiheitsgrade?
- Auswirkungen der institutionellen Rahmenbedingungen
- persönliche Unterschiede und Gemeinsamkeiten zwischen Therapeut und Patient:
  - Alter, Geschlecht, Temperament, soziale Schicht
  - persönlicher Erfahrungshintergrund
  - Voreinstellungen
  - Kompetenzen in Bezug auf die Symptomatik

Interaktionsverhalten und Beziehungsstruktur

Einschätzung der Therapeut-Patient-Beziehung:
- interpersonale Anziehungskraft
- kommunikative Effektivität
- Ähnlichkeit in den Werthaltungen
- Möglichkeit von Metakommunikation zwischen Therapeut und Patient
- Supervision des therapeutischen Interaktionsverhaltens

4. Mittelanalyse

4.1 Ansatzpunkte zur Veränderung	Auswahl der Person	Veränderungsanspruch an • Patienten • andere Beteiligte
	Auswahl der Ansatzpunkte	Hypothesen- und zielgeleitete Auswahl von Schwerpunkten innerhalb der drei Analyse-Ebenen • Verhalten-in-Situationen (einzelne Bestimmungsstücke) • Regeln und Pläne • Systemregeln Bei mehreren Ansatzpunkten: • parallele oder sukzessive Bearbeitung?
4.2 Veränderungs- prinzipien	Auswahl der Veränderungs- prinzipien	Für jeden Ansatzpunkt: • stringente Ableitung von Veränderungsprinzipien in Umkehrung der angenommenen aktuellen verhaltenssteuernden Prinzipien
	Schlussfolge- rungen	• spezifische therapeutische Kompetenzen • Anforderungen an Therapeut-Patient-Beziehung
	Vermittlung des Therapiekonzepts	• Rückgriff auf ätiologisches Gesamtmodell • Erläuterung des Therapierationale • Konsensbildung zu Konzept und Vorgehen • Fördern von „Compliance"

4.3 konkreter Therapieplan	Konkretisierung von Veränderungsschritten	• Verschränkung individuell zugeschnittener Therapieplanung mit bewährten Standardtechniken und Therapiemanualen • zunehmende Operationalisierung der Zielvorstellungen und Veränderungsprinzipien • evtl. »Brainstorming« zur Suche neuer Lösungsstrategien
	Gesamtbehandlungsplan	• zeitliche Planung: Behandlungsfrequenz, Sitzungsdauer, geschätzte Gesamtdauer • Kombination und Abfolge der Interventionen • Festlegung der Reihenfolge der Einzelschritte • Einbeziehung der Mitbehandler? • Konsil zur Medikation • verbindliche gegenseitige Vereinbarungen, ggf. Kontrakte • Therapieantrag/ggf. Bericht an den Gutachter
	Planung der Erfolgskontrolle	Kontrollmessungen: • Erfolgskriterien (verhaltensnah) • Informationsquellen • Form der Erfassung, Instrumente • Zeitpunkte

Vorbereitung der anstehenden Therapiephase	• Abstecken eines überschaubaren Zeitraums für mittelfristiges Vorgehen • Sorgen für Anfangserfolge • Vorbereitung auf mögliche Konsequenzen der Veränderung • wiederholte Verdeutlichung des Therapierationale

5. Erprobung und Bewertung der Veränderungsschritte

5.1 Erfahrungen mit neuen Strategien	Praktische Umsetzung innerhalb des therapeutischen Settings	Zum Beispiel: • Verfahren zum Abbau und zum Aufbau von Verhalten und zur Erhöhung der Selbstkontrolle • Gedanken- und Verhaltensexperimente • Verhaltensproben, Rollenspiele und Verhaltensübungen • Expositionsübungen • kognitive Interventionen • imaginative Verfahren • Entspannungstraining, Biofeedback
	Therapeutische Hausaufgaben	• Ableitung aus den Sitzungsinhalten • Absprache von Ort, Zeit, Durchführungsweise und Selbstverstärkung • Protokollierung der Erfahrungen • Aufgreifen der Erfahrungen in der nächsten Therapiesitzung

5.2 Bewertung des Veränderungs-prozesses	Kurzbilanzen	• Beurteilung der Erfahrungen im Hinblick auf Zielerreichung • Rückmeldung am Ende der Sitzungen, z. B. durch „Blitzlicht", Stundenbogen
	Zwischenbilanzen	Gemeinsame Bilanzen nach größeren Abständen: • Stand der Therapie, erreichte Veränderungen • Veränderungen von Problemstellung und Ausgangsvoraussetzungen • Abweichungen von geplanten Schritten, Gründe dafür, neue Ziele • Effizienz verschiedener Vorgehensweisen • Bedingungen für Stagnationen • Klärung förderlicher und hinderlicher Aspekte der therapeutischen Interaktion • Analyse von Widerständen, ggf. Metakommunikation, Supervision
5.3 Beendigung der Therapie	Vorbereitung des Patienten	• Stabilisierung erreichter Erfolge • Unterstützung von Generalisierungsprozessen • Überlegungen für Zeitpunkt des Therapieabschlusses Vorbereitung auf Selbstständigkeit und Ablösung vom Therapeuten • „Ausschleichen" der therapeutischen Unterstützung • Rückfallprävention • ggf. Vereinbarung von Auffrischungssitzungen, Rückmeldungen per Telefon oder E-Mail
	Ergebnissicherung	• Postmessung • Katamnese-Termin(e) • ggf. Bericht an Überweiser • Abschlussdokumentation

IV   Fallbeispiele

Vorbemerkung zu den Falldarstellungen:
Die im folgenden Teil dieses Buches beschriebenen klinischen Fallbeispiele wurden mit dem Ziel ausgewählt, therapeutische Vorgehensweisen nach dem Problemlösemodell in möglichst vielen Teilen des Planungs- und Veränderungsprozess beispielhaft zu illustrieren.

Im ersten Fall (Frau T.) wird exemplarisch gezeigt, wie auf der Basis der Informationen aus der Exploration Problemanalyse und Therapieplanung erstellt werden können.

Ein zweites Beispiel (Frau D.) soll verdeutlichen, in welcher Form die wesentlichen Informationen aus dem diagnostisch-therapeutischen Prozess in einer »Falldokumentation« zusammengefasst werden können, wie sie im Rahmen einer verhaltenstherapeutischen Ausbildung zum Psychologischen Psychotherapeuten gefordert wird.

Das Beispiel der Frau E. illustriert, wie Ergebnisse der Problemanalyse und Therapieplanung in einem Bericht für den Gutachter im Rahmen eines verhaltenstherapeutischen Kassenantrags eingearbeitet werden.

Frau T. – Beispiel für Problemanalyse und Therapieplanung bei einer Zwangserkrankung

Die folgende Falldarstellung[1] der Patientin Frau T. soll das Vorgehen bei Problemanalyse und Therapieplanung im Sinne des vorgeschlagenen Leitfadens illustrieren. Wir fassen zunächst die wesentlichen Informationen aus den ersten beiden Explorationsgesprächen als Orientierung über die Problematik zusammen (vgl. Kap. IV, 1.1). Diese ist Grundlage für die folgende problemorientierte Bearbeitung (ab Kap. IV, 1.2).

1 Problemstellung

1.1 Erste Orientierung über die Problematik

Frau T. ist 29 Jahre alt und hat vor eineinhalb Jahren nach ihrem Lehramtsstudium und kurzer Berufstätigkeit als Lehrerin eine Ausbildung zur Krankenschwester begonnen. Seit etwa einem Jahr ist sie mit einem sechs Jahre jüngeren Mann befreundet, einem ehemaligen Patienten, den sie im Krankenhaus kennengelernt hat. Sie wohnt allein in einer kleinen Zwei-Zimmer-Wohnung in unmittelbarer Nähe des Krankenhauses.

Frau T. sucht die Psychotherapie-Ambulanz aus eigenem Antrieb auf. Sie wirkt auf den Therapeuten sehr verhalten, vorsichtig und misstrauisch. Nachdem sie sich beim Betreten des Raumes zunächst sorgfältig und prüfend umgesehen hat, wählt sie erst nach längerem Zögern ihren Platz. Ihren Mantel, den sie nicht an der Garderobe ablegen will, breitet sie so über ihrem Stuhl aus, dass sie Sitzfläche und Rückenlehne nicht direkt berühren muss.

Bevor sie inhaltlich auf ihr Anliegen zu sprechen kommt, fragt sie mehrfach nach, wer alles von diesem Gespräch erfahre. Während der gesamten ersten Sitzung wirkt sie sehr unruhig, zugleich aber kontrolliert. Über ihre Angst und Hilflosigkeit spricht sie dabei eher unbeteiligt, in sachlichem und distanziertem Tonfall. Nur an einer

---

1 Wir danken unseren Kollegen G. Obijon, C. Soggeberg und Dirk Gottschalk für ihre Unterstützung bei der Ausarbeitung dieser Fallbeschreibung.

Stelle des Gesprächs wird ihre Betroffenheit deutlich, als sie für einige Augenblicke zu weinen beginnt. Es geht dabei um die Beziehung zu ihrem Freund, der vor wenigen Tagen gemeint habe, so gehe es nicht mehr weiter. Dies habe den letzten Ausschlag dafür gegeben, dass sie in die Psychotherapie-Ambulanz gekommen sei, um »Hilfe bei psychologischen Spezialisten« zu suchen.

Auf näheres Nachfragen berichtet Frau T., sie habe Bakterien- und Infektionsangst. Unter solchen Ängsten leide sie schon, seit sie denken könne; die Ängste seien jedoch in den letzten Monaten erheblich stärker geworden und hätten mittlerweile ein derartiges Ausmaß angenommen, dass die Gefahr bestehe, dass sie ihre Ausbildung als Krankenschwester abbrechen müsse. Sie habe insbesondere Angst vor jeglicher Berührung, sowohl mit Menschen als auch mit Dingen. Sie könne zum Beispiel kaum noch einkaufen oder ein Telefon benutzen, zu dem auch andere Zugang hätten. Wenn sie an irgendjemandem oder irgendetwas dichter vorbeigehen müsse, habe sie ständig Angst, sie werde berührt oder berühre selbst etwas; sie fühle sich noch Stunden später unbehaglich.

Die Situation im Krankenhaus erlebe sie als besonders schlimm. Ursprünglich habe sie gehofft, in diesem Arbeitsbereich endlich Ruhe zu finden, weil dort ja zwangsläufig auf Sauberkeit und Sterilität geachtet werden müsse. Inzwischen merke sie jedoch, wie stark ihre »Angst vor Infizierung und die innere Abwehr gegenüber allem dort« sei. Oft könne sie ja keine Gummihandschuhe tragen, weil das zu auffallend sei, und sie könne trotzdem problematischen Berührungen nicht ausweichen. Besonders schlimm seien für sie Dinge, mit denen sie täglich konfrontiert werde, wie die Wäsche der Patienten, deren Ausscheidungen und Blut.

Ihre Ängste – zunehmend aber auch Gefühle von Ekel und »unerträglicher Spannung« – hätten mehr und mehr dazu geführt, dass sie Arbeiten, die ihr zu gefährlich oder widerwärtig seien, abschiebe. Sie wasche sich in den letzten Monaten auch immer häufiger die Hände, wobei sie sich nach Möglichkeit im Waschraum der Angestellten ihrer Station einschließe. »Ich weiß gar nicht mehr, wie oft ich das tue, bestimmt zwischen 50 und 100 Mal pro Tag.« Frau T. berichtet weiter, dass sie ständig aufpassen müsse, dass nichts passiere. Vor und nach schwierigen Situationen grüble sie oft stundenlang darüber nach. Sie gehe dann die Situation immer wieder in Gedanken durch, dies gebe ihr jedoch auch keine hinreichende Sicherheit.

Auch abends könne sie kaum noch abschalten, da jeden Tag eine Vielzahl von »kritischen Situationen« mit Berührungen oder »Beinahe-Berührungen« vorkomme oder am folgenden Tag etwas

Schwieriges auf sie warte. Sie erzähle dann meistens alles erst einmal ihrem Freund, der sie anschließend beruhigen müsse. Das helfe jedoch auch nicht immer, zum einen, weil er sich in letzter Zeit manchmal weigere, ausführlicher auf ihre Sorgen einzugehen. Zum anderen stelle er ja selbst eine potentielle Gefahrenquelle dar, da er nicht so gut aufpasse wie sie und deshalb alle möglichen Bakterien auf sie übertragen könne. Aus den genannten Gründen komme es zwischen ihnen zu immer schärferen Auseinandersetzungen, nach denen sie sich vollkommen hilflos und verzweifelt fühle. In letzter Zeit habe sie sich angewöhnt, nur noch zu ihm zu gehen, »ohne dort zu übernachten«. Wenn sie dann in ihre Wohnung zurückkehre, ziehe sie vor ihrer Tür die Schuhe aus, kleide sich dann vor ihrem Schlafraum vollständig aus und gehe, nachdem sie alle Kleidungsstücke in die Waschmaschine gesteckt habe, unter die Dusche. Das Duschen dauere bestimmt mehr als eine halbe Stunde, wobei sie vor allen Dingen ihre Haare oft und lange waschen müsse, da dort am ehesten Bakterien »festsitzen könnten«. Erst wenn sie danach endlich in ihrem Bett liege und zumindest an diesem Tag nichts mehr auf sie zukommen könne, lasse ihre allgemeine Anspannung etwas nach.

Zur weiteren Verdeutlichung der Problematik schildert Frau T. eine konkrete Situation aus der vergangenen Woche, die sie bis heute noch belaste:

Vor acht Tagen habe ihr eine vorgesetzte Kollegin ganz überraschend einige Blutproben in die Hand gedrückt; sie solle diese schnell zum Labor bringen. In den Wochen vorher habe sie diese »gefährliche« Arbeit immer vermieden, indem sie die Proben einfach so lange stehen gelassen habe, bis jemand anderes sie mitnahm. Als die Kollegin ihr die Proben gegeben habe, habe sie, Frau T., keine Handschuhe getragen. Es sei alles sehr schnell gegangen, und sie habe auch keinen Mut gehabt, etwas zu sagen oder die Arbeit abzulehnen. Mit einem sehr unguten Gefühl habe sie die Proben dann so schnell wie möglich weggebracht. Auf dem Weg zum Labor habe sie sich immer wieder selbst zu beruhigen versucht, indem sie sich gesagt habe, dass wahrscheinlich nichts passieren werde.

Nachdem sie die Proben abgegeben habe, sei sie sofort in den Waschraum geeilt und habe sich sorgfältig die Hände gewaschen. Dabei habe sie am Zeigefinger der rechten Hand einen kleinen Riss entdeckt. Ihre Empfindungen und Gedanken in diesem Moment schildert Frau T. folgendermaßen: In Bruchteilen von Sekunden sei ihr der Schreck in die Glieder gefahren, so dass sie fast ohnmächtig geworden sei. Eine panische Angst habe sie ergriffen. Voller Verzweiflung habe sie ihre Hände immer wieder waschen müssen. Dabei sei ihr abwechselnd heiß und kalt geworden. Der immer wiederkehrende Gedanke, dass »es« nun passiert sein könne, sei mit Schwindel und Ekelgefühlen einhergegangen. Sie habe sich nicht mehr gegen die bedrohliche Vorstellung wehren können, dass nun Bakterien oder Viren von außen in ihren Körper eingedrungen seien und sich dort unkontrolliert ausbreiten würden. Dabei habe sie sich immer wieder selbst Vorwürfe gemacht, dass sie nicht genügend aufgepasst habe. Es sei ihr nur noch darauf angekommen, alles so schnell wie möglich wieder abzuwaschen. Sie habe »wie eine Verrückte« ihre Hände mit einer Desinfektionslösung bearbeitet, obwohl sie irgendwie gewusst habe, dass es im Grunde genommen sinnlos und nicht mehr rückgängig zu machen sei. Aber diese Gedanken hätten auch nichts genützt. Mit der Zeit habe ihre Angst dann ein wenig nachgelassen, nicht aber ihre Übelkeit und ihr Ekel, so dass sie sich für den Rest des Tages habe krankmelden »müssen«. Zu Hause habe sie anschließend stundenlang gegrübelt. Sie sei die Situation immer wieder in Gedanken durchgegangen, um zu prüfen, ob etwas passiert sein könne; sie sei dadurch allerdings nicht sicherer geworden. Ständig habe sich ihr die Frage aufgedrängt, was sein würde, wenn sie sich tatsächlich infiziert hätte. Aber vor lauter Angst und Ekel habe sie keinen Gedanken richtig zu Ende gedacht.

Frau T. berichtet weiter, dass sie sich seither in täglichen Grübeleien mit dieser Erfahrung beschäftige. Im Krankenhaus sei sie dadurch noch vorsichtiger geworden, stehe deshalb unter noch größerer Anspannung, so dass sie abends total erschöpft sei und trotzdem kaum einschlafen könne.

Sorgen würden ihr zunehmend die Reaktionen der Kolleginnen und Kollegen bereiten, die langsam mitbekämen, »dass irgendetwas nicht stimmt«. Immer häufiger komme es wegen der Arbeitsaufteilung und wegen ihres ständigen Fehlens zu Konflikten. Mittlerweile habe sie das Gefühl, dass die anderen sie seltsam ansähen, wenn sie sich die Hände waschen gehe.

Besonders groß ist ihre Anspannung, wenn sie mit dem Oberarzt der Station zusammenarbeiten müsse: Sie müsse dann noch mehr aufpassen, dass nichts passiere, weil dieser »sehr unvorsichtig, ja fast schon verantwortungslos« sei, da er beispielsweise so gut wie nie Handschuhe trage. Sie müsse dann nicht nur auf sich aufpassen, sondern auch auf ihn und zusätzlich darauf, dass er von ihrer Angst nichts merke.

Als Anstoß für die Ausweitung ihrer Ängste in letzter Zeit schildert Frau T. eine Situation, die etwa sieben Monate zurückliege: Eine Kollegin, mit der sie viel zusammengearbeitet und mit der sie sich zuvor auch privat getroffen habe, habe am 19. Januar – das

Datum wisse sie noch ganz genau – einem Patienten Blut abgenommen. Dabei sei die Spritze zerbrochen und das ganze Blut sei ihrer
Kollegin über den Kittel gelaufen. Sie selbst habe direkt daneben
gestanden und vielleicht habe sogar ihr Kittel den der Kollegin
berührt. So sei sie möglicherweise »infiziert« worden.

Auf die gezielte Nachfrage, ob sie von einer AIDS-Infektion
spreche, reagiert Frau T. mit verstärkter Unruhe. Sie bittet darum,
das Wort nicht auszusprechen. Einen AIDS-Test habe sie bisher
nicht vornehmen lassen wollen. Es ist Frau T. offensichtlich unangenehm, ausführlicher über diese Angst zu sprechen, und sie selbst
lenkt das Gespräch auf Ängste, die sie schon immer gehabt habe
und die in ihrer Familie verbreitet seien.

In der biographischen Anamnese berichtet Frau T., dass sie aus
»gutbürgerlichem« Hause stammt. Ihr Vater, ein Studiendirektor,
sei in vielen Dingen sehr streng und korrekt gewesen. »Bei ihm
musste immer alles bis auf das i-Tüpfelchen stimmen, vor allem
sein Schreibtisch war wie geleckt.« Jeden Nachmittag nach der
Schule habe er auf dem Sofa – durch mehrere Decken »geschützt«
– seine Mittagsruhe gehalten. Bevor ihr Vater die Wohnräume betreten habe, habe er sich grundsätzlich vollständig umgezogen. Er
habe immer gesagt: »Mein Haus soll sauber bleiben«!

Ihre Mutter, ehemals als medizinisch-technische Assistentin tä-
tig, sei eine sehr vorsichtige und besorgte Frau, die häufig krank
gewesen sei. Oft habe sie sich langwierige Infektionen zugezogen,
für die eine allgemeine Schwäche ihres Immunsystems verantwortlich gemacht wurde. Von daher habe ihre Mutter immer sehr darauf
geachtet, dass alles blitzsauber sei. Wenn einmal Gäste zu Besuch
kamen, wurde anschließend alles auf den Kopf gestellt und gründlich geputzt.

Die Patientin habe nie den Mut gehabt, sich gegen ihren Vater
aufzulehnen. Sie habe oft regelrecht Angst vor ihm gehabt, denn er
sei sehr aufbrausend und vor allem dann wütend geworden, wenn
man ihn in seiner Ruhe oder seinem Tagesablauf gestört habe und
nicht genügend auf Ordnung und Sauberkeit geachtet habe.

Als sie nach der Grundschule zum Gymnasium gewechselt sei,
an dem auch ihr Vater unterrichtet habe, seien ihre Ängste noch
größer geworden. Sie habe damals lange Zeit auch Angst vor anderen Kindern und vor Tieren gehabt. Wenn Schulkameraden ihre Sachen mit schmutzigen Händen angefasst hätten, habe sie zu Hause
alle Bücher und Hefte oft gründlich abgewischt. Diese Ängste hätten
sich dann aber zeitweise wieder – mehr oder weniger – verloren.
Während der Schulzeit habe sie nur wenige Freundinnen gehabt. Sie
sei eigentlich die meiste Zeit allein zu Hause gewesen und habe sehr

viel für die Schule gelernt. Besuch habe sie so gut wie nie gehabt. Zum einen habe sie das Gefühl gehabt, es sei ihren Eltern nicht recht gewesen, zum anderen sei es ihr selbst unangenehm gewesen, da es bei ihr zu Hause so »streng und steril« zugegangen sei.

Frau T. berichtet weiter, dass sie mit 17 Jahren ihren ersten Freund gehabt habe, einen Jungen aus der Parallelklasse, der sich für sie interessierte. Als die Annäherungswünsche des Jungen immer intensiver wurden, vertraute sie sich ihrer Mutter an. Diese habe sehr ablehnend reagiert: Es sei noch viel zu früh »für so etwas«, sie solle sich lieber auf die Schule konzentrieren. Auf keinen Fall dürfe sie ihrem Vater davon erzählen. Die Freundschaft sei dann nach wenigen Wochen zu Ende gegangen, nachdem ihre Mutter sie auch ausdrücklich vor sexuellen Kontakten gewarnt habe, denn dabei könne »ja alles mögliche passieren und übertragen werden«. Hatte sie sich zunächst noch gegen den Rat der Mutter aufgelehnt, wurden ihre Ängste mit der Zeit doch immer größer, wenn sie mit ihrem Freund zusammen war. Sie konnte Berührungen des Jungen kaum noch aushalten und »musste« sich nach den Treffen immer ausgiebiger reinigen.

Nach dem Abitur habe sie dann auf Lehramt für Primarstufe studiert. Da in diesem Fach fast nur Frauen studieren, habe sie während des Studiums kaum Kontakte zu Männern knüpfen können, was sie aber nicht belastet habe. Das Unterrichten während des Referendariats sei eine einzige Quälerei gewesen. Sie habe häufig Angst gehabt vor den vielen Kindern, die sich manchmal regelrecht auf sie gestürzt, sie angefasst und an ihr herumgezerrt hätten. Im Unterricht habe sie sich kaum durchsetzen können. Auch sei ihr »der Dreck in der Schule« sehr unangenehm gewesen. Daher sei es ihr insgesamt auch ganz recht gewesen, als ihre Mutter ihr die Stelle im Krankenhaus besorgt habe. Der notwendige Auszug von zu Hause sei ihr am Anfang schwer gefallen, zum Teil habe sie die neue Unabhängigkeit auch als erleichternd erlebt.

Mit ihrem jetzigen Freund, einem Sachbearbeiter am Finanzamt, verstehe sie sich insgesamt ganz gut. Er sei zwar nicht die große Liebe, aber er sei ruhig und zuverlässig und zurückhaltend. Sie könne sich mittlerweile nicht mehr vorstellen, ohne ihn zu sein. Er sei auch der einzige, der von ihren Problemen wisse. Seit einigen Wochen gebe es allerdings zunehmend Konflikte: Nachdem sie zunächst lange gebraucht habe, sich auf den ersten sexuellen Kontakte mit ihm einzulassen, habe sie danach nur wenige Male mit ihm geschlafen, was ihn sehr verunsichere. Aber sie habe mittlerweile zu große Angst »davor«. Obwohl er sich schon habe untersuchen lassen, bleibe ja ein »gewisses Restrisiko«, denn er habe vor ihr schon andere Frauen gekannt und vor einigen Jahren sei er sogar einmal bei einer Prostituierten gewesen. Lange Zeit habe er Verständnis für ihre Angst gehabt, aber nun beginne es auch für ihn immer belastender zu werden, so dass er häufiger mit Ärger reagiere. Sie befürchte zunehmend, dass er sich von ihr trennen könnte.

Nicht nur aus diesem Grund sei es ihr wichtig, dass es schnell gehe mit der Therapie. Sie fände es gut, wenn sie jeden Tag ein Gespräch haben könne. Sie müsse unbedingt ihre Angst loswerden und sei »zu allem bereit«, was man ihr vorschlage. Am besten wäre es, sie könne lernen, gar nicht mehr an all diese Ängste zu denken.

1.2   Problemdefinition und Diagnostik

Ordnen der Probleme

Aus dem Bericht von Frau T. lassen sich folgende Problembereiche unterscheiden:

1. Angst und Zwangshandlungen:
   - Frau T. hat Angst vor Ansteckung durch Kontakt mit Menschen oder Gegenständen, die mit Krankheitserregern (wahrscheinlich Aids) kontaminiert sein könnten.
   - Sie vermeidet es, berührt zu werden oder in die Nähe von Menschen bzw. möglicherweise »verseuchten« Gegenständen zu kommen.
   - Sie wäscht sich nach (möglichen) Berührungen exzessiv und hat für die Reinigung Rituale entwickelt.
   - Sie grübelt exzessiv über eine mögliche Kontamination und deren Folgen nach.
2. Ängste, Vermeidungsverhalten, Reinigungsrituale und Grübeleien sind mittlerweile so stark generalisiert, dass sie einen großen Teil der Zeit und Kraft von Frau T. in Anspruch nehmen. Es muss geprüft werden, ob die geschilderte körperliche und seelische Erschöpfung mittlerweile das Ausmaß einer depressiven Verstimmung angenommen hat.
3. Die Probleme unter 1. und 2. führen dazu, dass die Patientin nicht mehr in der Lage ist, die Arbeit zu ihrer eigenen Zufriedenheit (und vermutlich auch der ihrer Kollegen bzw. Vorgesetzten) auszuüben. Sie erlebt die Beziehungen zu Arbeitskollegen und Vorgesetzten als deutlich belastet.
4. Auch die Beziehung zu ihrem Partner ist beeinträchtigt: Die Patientin vermeidet körperliche Nähe und sexuelle Kontakte, so dass der Freund die Beziehung mittlerweile in Frage stellt. Hier

ist ein enger Zusammenhang zur Problematik unter 1. zu sehen, es stellt sich aber auch die Frage, ob es davon unabhängige Kommunikationsprobleme gibt.

5. Es gibt Hinweise, dass es der Patientin an sozialen Fertigkeiten fehlt, sich in sozialen Kontexten angemessen zu behaupten bzw. zu kommunizieren. Diese möglichen Defizite könnten auch Einfluss auf die Probleme zu 3. und 4. haben und sind wahrscheinlich zeitlich schon vor der Zwangsproblematik aufgetreten.

Psychopathologischer Befund

Zum Gespräch erscheint eine jünger wirkende, unauffällig gekleidete Patientin, die im Kontakt zunächst unsicher, zurückhaltend und misstrauisch wirkt. Die Patientin ist bewusstseinsklar und allseits orientiert. Aufmerksamkeit und Konzentration sind leicht gemindert, keine mnestischen Störungen erkennbar. Das Denken ist inhaltlich eingeengt auf Kontaminationsgefahren und Ansteckungsrisiken mit Aids, jedoch frei von psychotischem Erleben und Halluzinationen. Die Stimmung ist gedrückt, Frau T. wirkt sehr angespannt, ängstlich und besorgt, im Affekt herabgestimmt, jedoch schwingungsfähig, im Antrieb etwas reduziert. Es liegt eine deutliche Erschöpfung vor, jedoch keine akute Suizidalität.

Weitere Informationsgewinnung

Im »Strukturierten Klinischen Interview für Psychische Störungen nach DSM-IV« (SKID I; Wittchen et al., 1997) werden die Kriterien für eine Zwangsstörung mit vorwiegend Zwangshandlungen voll erfüllt. Die psychometrischen Fragebögen bestätigen die Ergebnisse aus dem Interview: Die Auswertung des Y-BOCS-Interviews (Büttner-Westphal & Hand, 1991) verweist darauf, dass fast alle Zwangsgedanken und -handlung auf Kontaminationsangst, Reinigung und Kontrolle bezogen sind; entsprechend sind auch die Ergebnisse im HZI (Klepsch et al., 1993). Die Skalenwerte des SCL-90-R (Franke, 1995) liegen alle oberhalb des Normbereichs; die Werte für soziale Unsicherheit, für Zwanghaftigkeit und für die Gesamtbelastung durch die Symptome bewegen sich zwischen 80 und 90. Im Beck-Depressions-Inventar (BDI; Hautzinger et al., 1995) erreicht die Patientin einen Wert von 23, der einer leichten bis mittleren Depressionsausprägung entspricht; die Kriterien für eine depressive Episode sind jedoch nach SKID I nicht vollständig erfüllt.

Das ergänzend durchgeführte SKID II (Fydrich et al., 1997) lässt auf eine vermeidend-selbstunsichere Persönlichkeit schließen.

Die letzte medizinische Untersuchung fand vor sechs Wochen statt. Laut Konsiliarbericht konnte keine organische Ursache für die bestehende Zwangssymptomatik gefunden werden.

Vorläufige Diagnose und Indikationsstellung

Die Kriterien einer Zwangsstörung mit vorwiegend Zwangshandlungen (F42.1 nach ICD-10) sind eindeutig erfüllt. Die Kriterien für eine depressive Episode sind nicht vollständig erfüllt, allerdings diejenigen für eine Dysthymie (F34.1 nach ICD-10).

Eine kognitiv-verhaltenstherapeutische Behandlung von ca. 45 Behandlungseinheiten ist indiziert und erfolgversprechend. Eine zusätzliche psychiatrische Untersuchung zur differentialdiagnostischen Abklärung ist geplant, da Zwänge auch Teilsymptome psychotischer Störungen sein können. Hierbei soll auch die Indikation zu einer begleitenden medikamentösen Behandlung geprüft werden.

1.3   Problemauswahl

Als erster Ansatz für die weitere Problembearbeitung wird die Zwangserkrankung der Patientin ausgewählt. Damit wird das zentrale Anliegen der Patientin aufgegriffen sowie die Problematik mit besonders großem Leidensdruck und mit weitreichenden Folgeproblemen in Beruf und Privatleben.

Es wird erwartet, dass die depressiven Verstimmungen bei erfolgreicher Zwangsbehandlung zurückgehen. Die Entscheidung, ob nach der Behandlung der Zwangsproblematik die sozialen Kompetenzen der Patientin sowie die Partnerschaftsprobleme bearbeitet werden müssen, wird zunächst zurückgestellt.

2   Problemanalyse

2.1   Ebene des Verhaltens-in-Situationen

Als konkretes Beispiel für den ausgewählten Problembereich betrachten wir die Situation, in der die Patientin eine Blutprobe zum Labor bringen soll. Es interessiert uns hierbei die funktionale Steuerung der Angst und des exzessiven Händewaschens nach der Entdeckung der kleinen Hautverletzung.

Situation 1, extern:
Patientin erhält von einer Vorgesetzten Blutproben mit dem Auftrag, diese zum Labor zu bringen, trägt keine Handschuhe

Situation 1, intern:
Überraschung, ist unvorbereitet

Wahrnehmungsprozess, innere Verarbeitung:

- orientiert auf mögliche Infektionsquellen und Verunreinigungen
- fühlt sich überrumpelt, wehrlos, gleichzeitig verantwortlich

Verhalten 1:

- bringt Blutprobe eilig weg, wäscht sich Hände hinterher sorgfältig und betrachtet sie prüfend
- Unbehagen, Spannung, Sorge

Konsequenz, kurzfristig:

- entdeckt winzigen Hautriss am Zeigefinger

= Situation 2
Wahrnehmungsprozess, innere Verarbeitung:

- verstärkte Orientierung auf Infektionsgefahr
- Interpretation des Hautrisses: »Jetzt ist es passiert!«, Infektion hat bereits stattgefunden
- Bewertung: Katastrophe, Lebensgefahr
- Drang, alles so schnell wie möglich wieder abzuwaschen und Keime abzutöten
- Dilemma: sie muss sichergehen, dass sich keine Infektion ausbreitet, bei gleichzeitiger Annahme, dass die Infektion bereits stattgefunden hat

Verhalten 2:
Vm: exzessives Händewaschen (ca. 20 Minuten) mit Desinfektionsmitteln
Ve: Schreck, Panik, Verzweiflung, Ekel
Vk: diffuse Vorstellung, dass Bakterien und Viren sich unkontrolliert im Körper ausbreiten
Vph: heiß und kalt, Übelkeit, Schwindel, Schwäche

Konsequenz, kurzfristig:

- durch Waschen leichtes Nachlassen des Drucks, Verhinderung eines weiteren Angstanstiegs (K-́)
- Übelkeit, Ekel und Ungewissheit lassen sich nicht beseitigen (K-)

- Patientin meldet sich krank, um weiterem Stress zu entgehen (K-)

Konsequenz, langfristig:

- ständiges Grübeln über Situation, Selbstvorwurf: »Ich muss noch besser aufpassen!« (K-)
- Sorgen über Reaktion der Kollegen (K-)
- Ungewissheit über Gefahr bleibt erhalten (K-)
- Schlafstörungen, Erschöpfung, Insuffizienzgefühl (K-)

Annahmen zur Verhaltenssteuerung

1. Die Aufmerksamkeit ist selektiv ausgerichtet auf Blut und Körperausscheidungen als mögliche Infektionsquellen; die Wahrnehmung ist entsprechend verzerrt.
2. Die Koppelung von Blut und Verletzung mit Kontamination und Infektion sowie deren katastrophisierende Bewertung als lebensbedrohlich ist inzwischen automatisiert.
3. Die Problematik wird durch das intensive Bemühen der Patientin, mögliche Kontaminationen zu vermeiden bzw. rückgängig zu machen, aufrechterhalten. Angst und Anspannung werden durch das Neutralisierungsverhalten (Waschen, Desinfizieren, Kontrollieren, Handschuhe tragen, Kleidung wechseln) kurzfristig reduziert. Dadurch werden die Zwangshandlungen negativ verstärkt und auf Dauer automatisiert.
4. Bedeutung und Auftretenswahrscheinlichkeit der aufdringlichen Gedanken nehmen zu. Kognitive Neubewertung und Entwicklung alternativer Bewältigungsstrategien werden durch das Neutralisierungsverhalten und die dadurch ausbleibenden korrigierenden Erfahrungen verhindert.
5. Der Versuch, Kontrolle zu erlangen über nachträgliches Grübeln und »noch besser aufpassen«, führt zu einer Stabilisierung und Ausweitung der Gesamtproblematik (Wiedereinstieg bei Hypothese 1) und zu den Folgeproblemen wie Erschöpfung, Daueranspannung usw.

2.2 Plan- und Motivationsanalyse

Die Plan- und Motivationsanalyse führt zu folgenden Annahmen:

1. Der übergeordnete Vermeidungsplan, sich vor »Kontamination« mit Schmutz und Krankheitskeimen zu schützen, hat einen großen *Geltungsbereich*, impliziert also eine Reihe weiterer Ver-

meidungspläne in Beruf und Privatleben. Für diesen Plan und für den übergeordneten Plan, nach größtmöglicher Sicherheit und Perfektion zu streben, wird eine Reihe von Kontroll- und Vergewisserungsplänen aktiviert.

2. Es kann von einem sogenannten *Metaplan* bei der Patientin ausgegangen werden, die oben genannten Pläne absolut und unbedingt zu verfolgen, sich deshalb besonders streng und genau an ihre Pläne zu halten und ihre persönliche Verantwortlichkeit dafür besonders hoch anzusetzen.

3. Das Streben nach »hundertprozentiger« Sicherheit und Perfektion muss als *unrealistisch und damit irrational* gewertet werden. Die so vorprogrammierten dauernden Misserfolge führen zu heftigen Angst- und Hilflosigkeitsgefühlen. Bei Aufrechterhaltung der unerreichbaren Zielsetzung intensiviert die Patientin zur Spannungsreduktion die vorhandenen eingeschränkten und rigiden Strategien, welche so zunehmend automatisiert und ritualisiert werden.

4. Plankonflikte ergeben sich zwangsläufig zum einen zwischen den Leistungsplänen der Patientin, die beruflichen Alltagsanforderungen sehr korrekt und gut zu erfüllen, und den Vermeidungs- und Kontrollplänen. Zum anderen zeigt sich ein starker Dauerkonflikt zwischen den Plänen, sowohl über den Kontakt (Beruhigung durch den Freund) als auch über Abgrenzung Vergewisserung zu suchen bzw. Unsicherheit und Angst abzubauen. Hier ist daran zu erinnern, dass entsprechende Probleme in der Beziehung zum Freund Anlass für das Aufsuchen der Therapie waren.

Diagnostische Hinweise aus der Therapeut-Patient-Beziehung

Das Verhalten der Patientin in den ersten beiden Kontakten bestätigt die bisherigen Befunde: Die Patientin versucht auch in der therapeutischen Situation, Verunreinigungen zu vermeiden und sucht durch häufiges Fragen Rückversicherung beim Therapeuten. Sie bemüht sich gleichzeitig auf vielfältige Art und Weise, Kontrolle über ihre Gefühle und die Situation zu behalten.

2.3   Analyse von System-Regeln

Das familiäre System »Elternhaus« mit seinen rigiden Normen hat die Regeln und Pläne von Frau T. entscheidend beeinflusst. Es soll im Abschnitt 2.4 (Genese) genauer betrachtet werden. Die Hygiene-

Anforderungen des Arbeitsfeldes »Krankenhaus« auf der einen Seite, die real erhöhte Infektionsgefahr sowie die Arbeitsaufgaben und die hohe Verantwortung des Pflegepersonals auf der anderen Seite fördern und verschärfen die Problematik von Frau T. (s. Kap. IV, 2.4).

Die Reaktionen des Partners auf die Zwangsproblematik bewegen sich zwischen beruhigenden Versicherungen, zunehmender Gereiztheit und Ungeduld und ist für den weiteren Verlauf der Behandlung im direkten Kontakt abzuklären.

2.4 Entstehung und Ausformung des Problems

Die Ängste der Patientin vor Verschmutzung bestehen seit ihrer Kindheit. Hierfür sind folgende Sozialisationsbedingungen relevant:

- Der Vater war übertrieben sauber und ordentlich. Er bestrafte die Patientin, wenn sie sich nicht an seine Normen von Regelhaftigkeit und Ordnung hielt. Dabei waren seine Normen bereits extrem hoch.
- Ein starker Druck bzgl. Hygiene und Sauberkeit ging auch von der Mutter aus; durch sie wurde Schmutz mit Ansteckung und gesundheitlichen Gefahren in Verbindung gebracht.
- Bereits in der Schule hatte die Patientin die strengen Sauberkeitsnormen der Eltern so weit internalisiert, dass sie selbständig mit Reinigungsmaßnahmen begann. Der Kontakt mit Spielkameraden (Kindern und Tieren) wurde mit Verschmutzung assoziiert. Es bestand so kaum die Möglichkeit, unbekümmertes Sozialverhalten aufzubauen, andere Umgangsformen und Lebenseinstellungen kennenzulernen und angstfrei Freundschaften zu schließen.
- Das Bedürfnis nach sozialer Anerkennung und Nähe wird mit der ersten Freundschaft zu einem Jungen im Alter von 17 Jahren virulent. Auf die Dauer gewinnen jedoch die unklaren Warnungen der Mutter die Oberhand: Die Patientin erlebt die Kontakte mit dem Freund als zunehmend angstbesetzt.

Die *Krankheitsentstehung* kann mit Hilfe des *Diathese-Stress-Modells* vor dem Hintergrund verschiedener Faktoren erklärt werden (vgl. u. a. Belschner, 1979; Lakatos & Reinecker, 1999).

Die Familienanamnese weist auf ein erhöhtes Risiko im Sinne einer *genetischen Disposition*. Der Vater der Patientin zeigte Symptome einer Zwangserkrankung oder einer zwanghaften Persönlichkeitsstörung; auch die Mutter erscheint psychopathologisch deutlich belastet.

In der Lerngeschichte zeigen sich zahlreiche Faktoren für eine *soziale Disposition*:

Durch die Eltern wurden der Patientin rigide Normen zu Korrektheit, Ordnung, Hygiene und Sauberkeit vermittelt. Dies begünstigte schon früh die Ausbildung persönlicher Schemata mit absoluten Forderungen nach Perfektion und die Entwicklung zwanghaften Verhaltens zur emotionsregulierenden Problemlösung.

Die globale Vermittlung der Norm bei gleichzeitiger Unklarheit über die angemessenen konkreten Verhaltensweisen zur Erfüllung führte zu Unsicherheit, Druck und überdauernder emotionaler Erregung. Es fehlten adäquate Maßstäbe und verlässliche Sicherheitssignale, so dass die Patientin ausgeprägte Wasch- und Reinigungsrituale zur Angst- und Erregungsreduktion etablierte.

Modelllernen beim sorgenvollen Verhalten der Mutter machte die Patientin möglicherweise anfällig für weitreichende Befürchtungen und Grübeleien. Die dabei hervorgerufenen Emotionen von Angst und Anspannung legen Bewältigungsverhalten mit der Tendenz zu Neutralisierung und Vermeidung nahe.

Im *weiteren Verlauf* der Lebensgeschichte dehnen sich die angelegten Vermeidungsstrategien weiter aus: Die Patientin gibt ihre Lehramtstätigkeit auf und beginnt, im Krankenhaus zu arbeiten. Gerade die Suche nach hygienischen Arbeitsbedingungen im Krankenhaus führt jedoch zu der akuten Verschärfung der Problematik: Das Risiko, mit Krankheitserregern in Kontakt zu kommen, ist deutlich erhöht und ständig präsent. Die Patientin steht dauerhaft unter einer hohen Anspannung und Angst, die sie mit zunehmenden Reinigungsritualen zu reduzieren versucht.

2.5 Schlussfolgerungen aus der bisherigen Analyse

Die ausführliche Problemanalyse und die biographische Anamnese bestätigen die anfängliche Verdachtsdiagnose einer Zwangsstörung mit vorwiegend Zwangshandlungen (F42.1 nach ICD-10) sowie einer Dysthymie (F34.1 nach ICD-10).

Es besteht ein komplexes, entwicklungspsychopathologisch zusammenhängendes Gefüge aus Grund- und Folgeproblemen (s. Kap. IV, 1.2). Im Vordergrund stehen aktuell zwei miteinander zusammenhängende Grundprobleme:

1. Zwangsstörung in Form von exzessivem Wasch- und Hygieneverhalten sowie ausgedehntem Grübeln über mögliche Kontamination vor dem Hintergrund einer stark ausgeprägten Angst vor Ansteckung mit Krankheitserregern.

2. Soziale Unsicherheit und Selbstwertprobleme in Verbindung mit situationsübergreifend herabgesetzter Stimmung.

Die Zwangssymptomatik soll wegen ihrer zunehmenden Verschärfung und daraus resultierenden Folgeproblemen (körperliche Erschöpfung, Schwierigkeiten in der beruflichen Leistungsfähigkeit, ernsthafte Beeinträchtigung in der Lebensführung, insbesondere in der Beziehung zum Freund) vorrangig angegangen werden. Diese Entscheidung wird gemeinsam mit der Patientin getroffen. Deshalb konzentrieren wir uns in der folgenden Analyse und Therapieplanung auf diesen Störungsbereich.

Ätiologisches Gesamtmodell

Die in den einzelnen Phasen der Problemanalyse entwickelten Hypothesen zur Entstehung und Aufrechterhaltung der Zwangssymptomatik stehen in Einklang mit dem Störungsmodell von Salkovskis und Warwick (1988). Demnach führt der ursprünglich neutrale Gedanke an potentielle Infektionsquellen durch die gelernte Bewertung »Gefahr, Katastrophe, unbedingt verhindern!« zu Angst und Erregung und wird unterdrückt, was aber gerade zu einem vermehrten Denken an diese Inhalte führt. Die Gedanken werden somit immer aufdringlicher und die Unterdrückungsmechanismen immer unwirksamer, so dass versucht wird, die begleitenden Empfindungen von Spannung, Angst und Ekel durch wiederholtes Waschen, Desinfizieren und vorsorgliches Kontrollieren zu reduzieren, mit anderen Worten zu »neutralisieren«. Dieser Versuch hat jedoch nur kurzfristig Erfolg; langfristig wird die Patientin in ihrem zwanghaften Verhalten und den zugehörigen Bewertungen bestärkt. Sie lernt, dass sie etwas tun muss, um etwas »Unerträgliches« zu verhindern, die Zwangshandlungen werden somit negativ verstärkt; gleichzeitig wird die Bedeutsamkeit der aufdringlichen Gedanken und damit ihre Auftretenswahrscheinlichkeit erhöht.

Zur Veranschaulichung soll dieser Prozess in Anlehnung an Lakatos und Reinecker (2007) in **Abbildung 21** dargestellt werden.

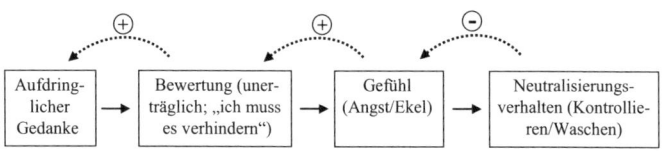

Abb. 21: Störungsmodell zur Erklärung von Zwangssymptomen

Durch eine Unterbindung des Neutralisierungsverhaltens sollen die aufrechterhaltenden Mechanismen umgekehrt werden: Die Verhinderung des Neutralisierungsverhaltens bei gleichzeitiger Exposition mit angstauslösenden Situationen soll der Patientin Habituationserfahrungen ermöglichen und zu einer Umbewertung der aufdringlichen Gedanken und kritischen Situationen führen. Dieser Schritt soll als zentraler Bestandteil am Anfang der Therapie stehen.

Damit liegt der Ansatz der Veränderung zunächst auf konkretem Verhalten-in-Situationen, speziell auf den Modalitäten des Verhaltens und der Kognitionen.

3   Zielanalyse

Die vorläufige Zielanalyse wurde zunächst allein vom Therapeuten erstellt und muss noch eingehend mit der Patientin besprochen werden.

3.1   Veränderungsvoraussetzungen

Belastungen und Einschränkungen durch die Problematik stehen im Vordergrund. Zufriedene Lebensbereiche und erfolgreiche Problemlösekompetenzen als mögliche Ressourcen stehen Frau T. offensichtlich nur in geringem Ausmaß zur Verfügung; es imponiert jedoch ihre Zähigkeit, die sie bisher trotz ihrer Symptomatik bei der Bewältigung von Aufgaben im Berufsleben gezeigt hat. Die Patientin scheint hoch, aber unspezifisch motiviert zu sein (»zu allem bereit«). Allerdings geht der Veränderungsdruck zum Teil auch vom Freund aus; die angedeutete Trennung ist für die Patientin bedrohlich. Die Patientin müsste darauf vorbereitet werden, dass die Hoffnung auf eine »schnelle Wunderheilung« unrealistisch ist und eine Veränderung einer derart langandauernden Störung Zeit- und Energieaufwand erfordert. Bezüglich der sozialen Probleme ist bislang weder ein Problembewusstsein noch eine Veränderungsmotivation erkennbar. Prognostisch günstig ist, dass die geplante Therapie der erste Versuch dieser Art ist und dass der Hauptinhalt der Zwangssymptomatik »Sauberkeit/Kontamination« einen relativ umgrenzten Bereich darstellt. Prognostisch ungünstig ist insbesondere die Chronifizierung der Zwangsstörung.

3.2 Zielbestimmung

Ziele für die Behandlung sind:

1. Reduktion der Ängste vor Ansteckung: Die Patientin soll die bisher angstauslösenden Stimuli und die Gefahr einer Ansteckung realistisch einschätzen und auf unangemessene Vorsichtsmaßregeln verzichten können. Nur bei einer tatsächlich erhöhten Infektionsgefahr erscheint ein gewisses Ausmaß an Angst zulässig. Die Patientin sollte in der Lage sein, das alltägliche Ausmaß an Unsicherheit ertragen zu können.
2. Reduktion des Vermeidungs- und Sicherheitsverhaltens: Die Patientin soll lernen, Berührungen mit den angstauslösenden Stimuli (Körperausscheidungen und -sekrete, ggf. kontaminierte Gegenstände) angstfrei zu ertragen; sie soll zudem lernen, mit Menschen in ihrem Umfeld weitgehend angstfrei (auch im Sinne von körperlicher Nähe) Kontakt haben zu können.
3. Aufbau eines angemessenen Wasch- und Hygieneverhaltens, d. h. im Privatleben Orientierung an gängigen Normen, im Krankenhaus Einhaltung der hygienischen Vorschriften.
4. Langfristig wird der Abbau der dysthymen Affektivität zugunsten einer ausgeglichenen Stimmungslage sowie der Aufbau von Selbstsicherheit und sozialer Kompetenz in verschiedenen Lebensbereichen angestrebt.

Die Ziele 1 bis 3 sollten vollständig erreicht sein, um ein Wiederaufleben der Zwangssymptomatik zu verhindern. Eine weitere Operationalisierung dieser Ziele ist erforderlich; sie soll am Beispiel angemessenen Waschverhaltens im privaten Alltag illustriert werden:

• Abends maximal 10 Minuten duschen inkl. Haare waschen (maximal dreimal pro Woche), 2 cl flüssige Seife dürfen verbraucht werden, Haare einmal shampoonieren
• Morgens maximal 5 Minuten waschen (1 cl flüssige Seife)
• Händewaschen vor jeder Mahlzeit und nach jedem Toilettenbesuch, Hände maximal 30 Sekunden waschen
• Völliger Verzicht auf Desinfektionsmittel beim Waschen
• In anderen Alltagssituationen (z. B. bei Küchenarbeit) ist Händewaschen nur bei deutlich sichtbarer Verschmutzung maximal 30 Sekunden erlaubt.
• Die Patientin soll »bedrohliche« Gegenstände des alltäglichen Umfeldes (z. B. Treppengeländer, Geld), Menschen und Tiere berühren, ohne sich anschließend zu waschen.

- Die Patientin soll auch stärkere Verschmutzungen (Schuhe putzen, Toilette reinigen) angstfrei ertragen können.

Die Definition der Teilziele in Form derart eingegrenzter strenger Vorschriften mag auf den ersten Blick ihrerseits »zwanghaft« und übertrieben rigide erscheinen. Sie ist aber für die Unterbindung des Vermeidungsverhaltens für einen ersten längeren Zeitraum »zwangsläufig« erforderlich. Die Teilziele für angemessenes Hygieneverhalten im Krankenhaus sollte im Gespräch mit der Patientin auf ähnlich konkrete Weise wie oben erarbeitet werden. Frau T. soll in der Lage sein, ihre dienstlichen Aufgaben (z. B. Blutabnahme, Betten machen, Umgang mit Ausscheidungen und Wäsche der Patienten etc.) angstfrei und ohne Neutralisierungsverhalten zu bewältigen.

3.3 Therapeut-Patient-Beziehung

Der Therapeut muss darauf achten, dass er seinen Handlungsspielraum im Kontakt mit der Patientin erhält und sich nicht etwa in unrealistische Erwartungen und widersprüchliche Pläne (Kontakt vs. Abgrenzung, Veränderungsdruck vs. passive Behandlungsvorstellungen) einbinden lässt. Auf hilfesuchendes bzw. rückversicherndes Verhalten der Patientin sollte er nicht direkt komplementär reagieren, vielmehr zu Beginn ruhig und bestimmt sein »abstinentes« Verhalten erläutern.

Für die geplante therapeutische Vorgehensweise ist der rechtzeitige Aufbau einer besonders positiven vertrauensvollen Beziehung notwendig, da die Konfrontationen zum Teil Einblick in den intimen Privatbereich (WC, Badezimmer) implizieren. Der Therapeut sollte Verständnis für die Belastung der Patientin durch die Problematik aufbringen können und in der Interaktion freundliche, emotionale Zuwendung mit Strukturiertheit und Konsequenz verbinden.

4 Mittelanalyse

Als bewährtes Behandlungsverfahren bei Zwangsstörungen gilt seit Jahren die Expositionstherapie in vivo mit Reaktionsverhinderung (Marks, 1987; Hand, 1989; Lakatos & Reinecker, 2007). Verschiedene Metaanalysen belegen überlegene Effektstärken dieses Vorgehens (Exposition with response prevention: ERP) bei Zwangserkrankungen und ähnlich starke Effekte für spezifische kognitive Therapiemethoden (siehe z. B. Abramowitz, 1997; van Balkom et al.,1994). Diese Verfahren sollen daher auch bei Frau T. angewendet werden.

4.1   Ansatzpunkte und Prinzipien der Veränderung

Im genannten Verfahren liegt der Ansatzpunkt der Intervention am konkreten Verhalten-in-Situationen, und zwar sowohl an der Angstreaktion als auch am ritualisierten Neutralisierungsverhalten als auch vorbeugendem Vermeidungs- und Kontrollverhalten. Es basiert auf den Veränderungsprinzipien »Habituation« und »Löschung«. Hierbei wird die Patientin mit ihren spezifischen angstauslösenden Reizen direkt konfrontiert und dabei an der Ausführung ihres Vermeidungsverhaltens (hier: Waschritual) gehindert. Die Konfrontation wird so lange durchgeführt, bis Angst und Ekel völlig nachgelassen haben. So macht die Patientin die Erfahrung, dass Angstreduktion ohne Ausführung der Neutralisierungsreaktion möglich ist, und gewinnt damit einen Zugang zu neuen Bewältigungs- und Bewertungsmöglichkeiten. Nach unserer Problemanalyse, in der die Funktion der Vermeidung und negativen Verstärkung für die Aufrechterhaltung von Angst und Zwangsverhalten deutlich herausgestellt wurde, ist dieses Verfahren klar indiziert und erfolgversprechend. Außer den genannten Prinzipien ist der Einsatz von zunächst kontingenter, später intermittierender Selbst- und Fremdverstärkung für alternatives Bewältigungsverhalten einzuplanen.

Was die therapeutische Arbeit auf der Ebene der Regeln und Pläne betrifft, wird bereits in der kognitiven Vorbereitung auf die Expositionstherapie eine Auseinandersetzung mit den Plänen der Patientin notwendig sein. In der anschließenden Konfrontationsphase ist damit zu rechnen, dass die konkreten In-vivo-Erfahrungen Anstoß geben zu weiteren adaptiven Veränderungen von Wahrnehmungs- und inneren Verarbeitungsmustern. Damit entwickeln sich voraussichtlich auch überdauernd angemessene, flexible und differenzierte Regeln und Pläne. Zusätzliche gezielte Arbeit an der Planstruktur der Patientin wird sicher (z B. durch kognitive Umstrukturierung) im weiteren Verlauf der Behandlung folgen.

4.2 Konkreter Therapieplan

Die Konfrontationstherapie mit Reaktionsverhinderung soll ambulant, z. T. in Form einer Intensivtherapie (Bartling et al., 1980b; Lakatos & Reinecker, 2007) erfolgen; sie kann in sechs Phasen unterteilt werden:

1. Diagnostische Phase zur Informationsergänzung (2 Sitzungen)
2. Kognitive Vorbereitung der Patientin (2 bis 3 Sitzungen)
3. Intensivtraining (ca. 6 Tage à 4 bis 6 Stunden)
4. Selbstkontrollphase (2 Wochen mit täglicher Übung zwischen 2 und 4 Stunden sowie 4 Auswertungssitzungen mit Therapeut)
5. Transferphase (4 Wochen, 2 Therapiesitzungen pro Woche)
6. Stabilisierungsphase (ca. 1/2 Jahr, voraussichtlich 1 Sitzung pro Woche).

Die Behandlung der weiteren Problembereiche kann in diesem Zeitraum begonnen werden.

Sollte sich das Zwangsverhalten der Patientin wider Erwarten resistent gegen diese Behandlungsform zeigen, müsste gemeinsam mit der Patientin ein längerer Klinikaufenthalt erwogen werden.

1. Diagnostische Phase zur Informationsergänzung

Hier ist u. a. noch abzuklären:

- Gesundheitszustand der Patientin, ärztliche Unbedenklichkeitserklärung für Expositionstherapie einholen.
- Differenzierte Beschreibung und Einschätzung konkreter angstauslösender Situationen und Objekte (evtl. Einsatz eines «Angstbarometers»).
- Einschätzung der hauptphobischen Situationen mit dem Situationsbewertungssystem SB und EMI-S (Ullrich & Ullrich, 1979) zur Erfolgskontrolle und dem EMI-kurz (Bartling et al., 1980b) zur Therapieverlaufskontrolle.
- Besichtigung der Räumlichkeiten bei der Patientin zu Hause, wobei die Patientin das Zwangsverhalten demonstrieren soll, dabei erhält der Therapeut Aufschluss über die spezifischen Zwangsgedanken und -rituale, sowie über Dauer und Intensität der Zwangssymptome und über damit verbundene emotionale und körperliche Reaktionen.

2. Kognitive Vorbereitung der Patientin

- Rückmeldung der Diagnose an die Patientin, Psychoedukation zum Erkrankungsbild und dessen Verlauf.

- Vermittlung eines plausiblen Modells zur Erklärung von Entstehung und Aufrechterhaltung der Zwangssymptomatik, bezogen auf konkrete Lernerfahrungen der Patientin, veranschaulicht mit bildhaften Darstellungen wie »Angstkurven« nach Bartling et al. (1980b) und Rückkoppelungsmodell nach Lakatos und Reinecker (2007; s. a. **Abb. 21**).
- Besprechung von angemessenen Wasch- und Hygienenormen für die berufliche und außerberufliche Situation (siehe hierzu die Zielformulierungen).
- Ausgehend vom Störungsmodell gemeinsame Ableitung der notwendigen Maßnahmen und des Vorgehens in der Therapie: Vermittlung der Therapieprinzipien »Exposition« und »Reaktionsverhinderung« als stringente Umkehrung der Lernprinzipien aus dem Erklärungsmodell.
- Darstellung des konkreten Vorgehens in einem Intensivtraining.
- Abklärung der Rahmenbedingungen für die Therapiephasen 3 und 4: Es ist günstig, wenn die Patientin für diese Phasen Urlaub nimmt und für die Exposition neben ihrem Zuhause ein berufsbezogenes Übungsfeld außerhalb ihres Arbeitsplatzes mit ähnlichen Bedingungen gefunden wird (z. B. Kooperation mit vergleichbarer Station in anderem Krankenhaus). Auch der Partner der Patientin sollte spätestens an dieser Stelle einbezogen und über das geplante Vorgehen und die damit verknüpften Anforderungen an sein Verhalten informiert werden.
- Formulierung eines Therapievertrages nach ausreichender Bedenkzeit bezüglich einer Entscheidung für oder gegen die besprochene Therapieform: Der Patientin sollte genügend Zeit für einen eigenverantwortlichen Entscheidungsprozess zur Verfügung stehen, allerdings in Form einer definierten Frist (zwischen 4 und 7 Tagen), um für die notwendige Compliance zu sorgen und einem vorzeitigen Abbruch der Therapie vorzubeugen. Bei positiver Entscheidung für die Expositionstherapie sollte unverzüglich mit dieser begonnen werden.

3. Intensivtraining

- Auf der Basis der in der diagnostischen Phase gesammelten Situationen wird ein genauer Plan des Intensivtrainings zunächst für die ersten 3 Tage erstellt.
- Es wird zunächst mit mittelgradig angstbesetzten Situationen konfrontiert, diese müssen beliebig verlängerbar und wiederholbar sein.
- Es ist zunächst geplant, 6 Tage in massierter Form, ca. 4 bis 6 Stunden täglich, unter therapeutischer Kontrolle zu üben.

- Die Übungen sind so konkret vorzubereiten, dass eine rasche Abfolge möglich ist.
- Die Patientin soll die hierbei zunächst noch auftretenden intensiven Emotionen und körperlichen Symptome aushalten und bewältigen lernen. Längerfristig soll jedoch erreicht werden, dass Angst, Anspannung und Körpersymptome durch die aus den neuen Erfahrungen resultierenden Umbewertungen und Habituationsprozesse in deutlich verringertem Maße auftreten.
- Beispiele für Übungen mit hohem Schwierigkeitsgrad:
  1. Patientin hält ein Reagenzglas mit Blut so lange in den Händen, bis die Angst abklingt.
  2. Sie tropft wiederholt Blut auf ihre Hand, verschmiert es, ohne sich zu waschen.
  3. Patientin fährt im vollbesetzten Bus und wählt ihren Platz so, dass sie Körperkontakt zu mehreren Personen hat.
  4. Patientin muss in der Waschküche des ausgewählten Krankenhauses Schmutzwäsche sortieren.
  5. Patientin benutzt mehrfach öffentliche Toiletten.
- Abbruchkriterien jeder Situation: Angstreduktion, gemessen durch Angstthermometer bzw. EMI-kurz, Verhaltensbeobachtung durch den Therapeuten.
- Es muss sichergestellt sein, dass die Patientin im Anschluss an die massierten Übungen keine Gelegenheit zum Nachholen der Waschrituale hat. Es ist deshalb wünschenswert, einen Co-Therapeuten hinzuzuziehen oder den Partner einzubeziehen.
- Begleitend zur Exposition werden kognitive Therapieeinheiten eingefügt mit Disputation der Bewertung aufdringlicher Gedanken (Katastrophisierung, Discomfort Anxiety) und Modifikation von absoluten Forderungen in Bezug auf Perfektionismus und Hygiene.

4. Selbstkontrollphase

- Die Patientin führt zunehmend ohne therapeutische Kontrolle aktiv vorher verabredete Übungen nach den genannten Prinzipien durch (berührt z. B. »Infektionsherde«, ohne Duschen ins Bett gehen). Der Partner wird unterstützend einbezogen.
- Die Patientin führt aktiv umfangreiche Verschmutzungen in ihrer häuslichen Umgebung aus und zögert anschließende Reinigung über mehrere Tage bis zur deutlichen Habituation hinaus.
- Sie führt Protokoll über ihre Aktivitäten, die in den Therapiesitzungen besprochen werden.

5. Transferphase

- Nun soll die Patientin das Gelernte in ihr normales berufliches Umfeld übertragen.
- Hier ist noch einmal erhöhte Wachsamkeit und intensive therapeutische Begleitung nötig.
- Es muss bedacht werden, dass durch die Rückkehr auf ihre Station die Gefahr besteht, dass alte situationsgebundene Automatismen wiederbelebt werden. Zudem ist es möglich, dass die dort bestehenden und noch nicht bearbeiteten sozialen Beziehungsschwierigkeiten zu erhöhtem Stress führen, der die Schwelle für das erneute Auftreten früherer Symptome herabsetzt.

6. Stabilisierungsphase und Rückfallprophylaxe

- Das gezielte Üben wird nun reduziert, die neu gelernten Verhaltensweisen sollen in den normalen Alltag der Patientin integriert werden.
- Diese Phase kann ggf. mit auffrischenden Expositionssitzungen durchsetzt werden.
- Arbeit mit kognitiver Umstrukturierung am Plan- und Normsystem der Patientin, dadurch Festigung der erreichten Anfangserfolge.
- Die Fähigkeit der Patientin, anhand bestimmter Indikatoren eine Verschlechterung der Symptomatik umgehend zu erkennen und dieser mit gestuften Interventionsmöglichkeiten entgegenzuwirken, soll aufgebaut werden.

5 Erprobung und Bewertung der Veränderungsschritte

Auf die Verfahren zur Veränderungsmessung wurde bereits eingegangen.

Zusätzlich sollten nach längeren Zwischenphasen mehrere Verhaltensproben zur Evaluation durchgeführt werden.

Die Behandlung der Angst- und Zwangssymptomatik kann beendet werden, wenn die Patientin ein annähernd »normales« berufliches und außerberufliches Wasch- und Hygieneverhalten, orientiert an den gemeinsam erarbeiteten Normen, zeigt.

Die noch ausstehende Behandlung weiterer Störungsbereiche erfolgt auf der Grundlage gesonderter Problemanalysen und daraus abgeleiteter eigener Ziel- und Mittelanalysen.

Frau D. – Beispiel für eine Falldokumentation einer sozialphobischen Patientin[1]

I Deckblatt mit kodierten Angaben zum Patienten

Therapeut:	Peter Mustermann Ausbildungsgruppe 04
Patientin-Code:	D TTMMJJ Frau D., 33 Jahre, 52 Stunden Einzeltherapie ambulant, im Zeitraum von 12.10.2004 bis 22.06.2005, in der Christoph-Dornier- Stiftung
Diagnose:	DSM-IV: 300.23 ICD 10: F 40.1 in Worten: Soziale Phobie, generalisierter Typus
Supervidiert durch:	Dr. Petra Musterfrau

II Erstdokumentation: Darstellung der Problematik, Verhaltensanalyse und Therapieplanung

1 Angaben zur spontan berichteten und erfragten Symptomatik

Die Patientin schildert, sie fühle sich seit langem unsicher und befangen im Umgang mit anderen Personen und lebe in ständiger Sorge, peinlich aufzufallen oder von anderen als eigenartig und inkompetent eingeschätzt zu werden. Insbesondere befürchte sie, zu erröten, zu zittern, sich im Gespräch zu verhaspeln und insgesamt die Fassung zu verlieren. Ihre Sorge sei dabei, dass andere dies bemerken und dann schlecht über sie denken könnten. Sie berichtet, eine starke körperliche Angstreaktion zu erleben, mit Atemnot, be-

---

1 Wir danken Fabian Andor für die Therapieunterlagen, die dieser Dokumentation zugrunde gelegt wurden.

schleunigtem Herzschlag, Hitzewallungen, Zittern sowie Deperso-
nalisationsphänomenen. Diese Symptomatik trete besonders dann
auf, wenn sie sich in sozialen Situationen dem anderen unterlegen
fühle, z. B. wenn sie den eigenen Standpunkt vertreten möchte,
Forderungen von anderen ablehnen oder sich mit Autoritätspersonen
auseinandersetzen müsse. Zudem seien Situationen, in denen sie die
Aufmerksamkeit anderer Personen auf sich ziehen könnte (Reden
halten, einen Raum betreten, in dem sich bereits mehrere Personen
aufhalten), äußerst unangenehm für sie. Diese Situationen vermeide
sie momentan, so gut es gehe, oder stehe sie mit einer Reihe von
»Tricks« (intensive Vorbereitung auf Gespräche mit Autoritätspersonen, Festhalten eines Gegenstandes, um Zittern zu unterdrücken,
langsames Sprechen, Vermeiden von Koffein etc.) durch.

Seit ihrem Einstieg als Rechtsanwältin in einer Kanzlei vor zwei
Jahren sei vor allem der Umgang mit Klienten belastend für sie,
insbesondere wenn sie (wie z. B. zu Urlaubszeiten) alleine die Verantwortung zu tragen habe und mit ihrem Chef im Zweifelsfall
keine Rücksprache halten könne. Sie leide in diesen Situationen
unter einer extrem aversiven körperlichen Symptomatik, die einer
situationsgebundenen Panikattacke ähnelt (Herzrasen, Kurzatmig-
keit, Schmerzen im Brustbereich, Übelkeit, Zittern). Ihre zentrale
Befürchtung sei dabei, ihre Funktion als kompetente Juristin nicht
ausfüllen zu können und einen folgeschweren Fehler zu machen.
Besonders beängstigend seien für sie Auftritte in Gerichtsverhand-
lungen, wo sie befürchte, vor lauter Anspannung nicht richtig denken zu können, folgenschwere Fehler zu machen und dadurch dem
Ruf der Kanzlei zu schaden. Sie leide schon im Vorfeld unter starker Anspannung und Erwartungsangst und könne diese Zeit nur mit
Hilfe der Einnahme von blutdrucksenkenden Medikamenten (Beta-
Blocker) durchstehen.

Frau D. berichtet zudem von Phasen der Gereiztheit und depressiver Verstimmung.

2   Lebensgeschichtliche Entwicklung zum Zeitpunkt der Antragsstellung

Die 33-jährige Patientin arbeitet als Juniorrechtsanwältin in einer
Kanzlei. Sie ist seit fünf Jahren mit einem gleichaltrigen Biologen
verheiratet. Die Ehe beschreibt sie als insgesamt glücklich. Sie hat
eine 8 Jahre ältere Schwester, ihre Eltern waren beide Lehrer.

Sie beschreibt die Atmosphäre in ihrem Elternhaus als liebevoll,
aber streng. Insbesondere ihre Mutter habe sehr penibel Wert auf

Ordentlichkeit gelegt und streng über die Einhaltung von Regeln gewacht. Wenn diese nicht eingehalten wurden, habe sie mit »Liebesentzug« und »Enttäuschung« reagiert. Ihren Vater habe die Patientin als wenig belastbar und oft kränkelnd erlebt. Sie sei sehr früh eingeschult worden und insgesamt während ihrer Schulzeit immer eine der Jüngsten gewesen.

Ihre Eltern hätten großen Wert auf schulische Leistungen gelegt, die sie problemlos habe erfüllen können. Sie sei während ihrer Schulzeit gut in die Klassengemeinschaft integriert, sei aber immer eher schüchtern und zurückhaltend gewesen. So habe sie es im Unterricht weitgehend vermieden, sich aktiv mündlich zu beteiligen. Aufgrund der Tatsache, dass ihre Mutter an der gleichen Schule unterrichtet habe, habe sie eine Sonderstellung gehabt. Sie habe sich immer beobachtet gefühlt und sei bestrebt gewesen, bloß nicht unangenehm aufzufallen.

Als bedeutsames Erlebnis schildert die Patientin, wie sie 15-jährig in der Tanzschule von einem Jungen aufgefordert wurde, der sich aufgrund ihrer wohl bescheidenen Tanzkünste vor allen Leuten über sie lustig gemacht habe. Sie sei dabei hochrot geworden und habe stark gezittert, was ihr extrem peinlich gewesen sei. Sie habe den Raum verlassen und den Tanzkurs daraufhin abgebrochen.

Sie habe angefangen Physik zu studieren, sei aber erstmalig in ihrem Leben durch eine Klausur gefallen, was sie als einschneidendes Erlebnis bezeichnet, da sich von nun an eine ihrer zentralen Befürchtungen, nämlich den an sie gestellten Anforderungen nicht genügen zu können, etabliert habe. Sie habe dann mit dem Jura-Studium begonnen, wobei sie von Beginn an unter Druck (von sich aus sowie implizit von Seiten ihrer Eltern) gestanden habe, dieses Studium auf jeden Fall erfolgreich beenden zu müssen. Obwohl sie jede Prüfung erfolgreich bestanden habe, habe sie immer große Angst gehabt, den Anforderungen nicht genügen zu können. Sie habe es während des Studiums immer mehr vermieden, sich vor Gruppen zu äußern und habe insbesondere vor mündlichen Fallerläuterungen starke Ängste gehabt. Im Verlaufe des Studiums habe sie sich immer mehr zurückgezogen.

Die Befürchtung, einen entscheidenden Fehler zu machen und dafür alleine verantwortlich zu sein, habe sich vor zwei Jahren verschärft, als sie in die Kanzlei eingestiegen sei. Sie erlebe seitdem insbesondere die Zeiten, in denen ihr Chef nicht da sei, als sehr belastend. Auch der alltägliche Umgang mit Klienten und Mitarbeitern in der Kanzlei sei seitdem schwierig für sie, v. a. wenn es sich um sehr selbstsichere Interaktionspartner handle. Zudem fühle sie sich sehr befangen, wenn sie sich in dem Ort, in dem sich die

Kanzlei befindet, bewegen müsse (z. B. Einkaufen, Restaurantbesuch etc.), da sie dort ja bekannt sei und es ihr extrem peinlich wäre, sich in dieser Situation »blöd anzustellen« und aufzufallen (z. B. durch legere Freizeitkleidung).

3 Psychischer Befund zum Zeitpunkt der Antragsstellung

Die 33-jährige, relativ unscheinbar gekleidete Patientin war in der diagnostischen Eingangsuntersuchung allseits orientiert. Im Kontakt wirkte sie zunächst unsicher, angespannt und vermied Blickkontakt. Nachdem sie sich der positiven Grundhaltung des Therapeuten sicher war, beschrieb sie ihre Schwierigkeiten zunehmend offen und differenziert. Keinerlei Hinweise auf Störungen der Konzentration sowie der mnestischen Funktionen, formales und inhaltliches Denken nicht gestört, keine Anzeichen psychotischen Erlebens, Stimmung zunächst ängstlich und herabgestimmt, im Kontakt jedoch auslenkbar, Antrieb unauffällig, keine Hinweise auf Suizidalität. Im Gespräch wurde eine hoher Leidensdruck und eine starke Therapiemotivation deutlich. Die Patientin hat die Einsicht, dass ihre Angst übertrieben und unangemessen ist.

Das SKID bestätigt, dass alle Kriterien für eine Soziale Phobie erfüllt sind.

Psychometrische Fragebögen zur Eingangsdiagnostik

(Anm.: MWPt = Mittelwert der Patientin; MWNS = Mittelwert Normalstichprobe; MWKS = Mittelwert Klinische Stichprobe)

- *Social Phobia Scale* (Stangier et. al.,1999)[2]: MWPt = 40; MWNS = 9,0; MWKS = 31,1 sowie
- *Social Interaction Anxiety Scale* (Stangier et. al.,1999): MWPt = 40; MWNS = 16,8; MWKS = 46,1
- Typische belastende Situationen sind: »Befürchtungen, vor anderen rot zu werden«, »anderen Personen gegenüberzusitzen«, »vor anderen sprechen«, »in sozialen Situationen nicht zu wissen, was ich sagen könnte«, »Nervosität beim Treffen unbekann-

---

2 Stangier, U., Heidenreich, T., Beradi, A., Golbs, U. & Hoyer, J. (1999). Die Erfassung sozialer Phobie durch die Social Interaction Anxiety Scala (SIAS) und die Social Phobia Scale (SPS). *Zeitschrift für Klinische Psychologie, 28* (1), 28–36.

ter Leute« sowie »Anspannung, wenn ich zu einer Gruppe hinzukomme«.

- In der Skala »Unsicherheit im Sozialkontakt« der *Symptom-Checkliste* (SCL-90-R; Franke, 1995)[3] erzielt die Patientin einen z-Wert von 5,81, was auf eine deutliche Befangenheit in sozialen Situationen hinweist. Im selben Messinstrument sind zudem die Skalen »Ängstlichkeit« (z-Wert: 4,59), »Depressivität« (z-Wert: 3,03) und »phobische Angst« (z-Wert: 2,35) erhöht.
- Auf das Erleben aversiver körperlicher Angstsymptome deutet der erhöhte Wert von MWPt = 1,94 des *Body Sensation Questionnaire* (Ehlers et al., 1993)[4] hin (MWNS = 1,46; MWKS = 2,67).
- Auch im *Agoraphobic Cognitions Questionnaire* (Ehlers et al., 1993) erreicht die Patientin einen deutlich erhöhten Wert (MWPt = 2,0; MWNS = 1,2; MWKS = 2,06). In der Analyse der angstbezogenen Kognitionen (in den Items des ACQ) wird deutlich, dass diese sich vor allem auf die Befürchtung der Patientin, Unsinn zu reden oder zu stammeln sowie den Anforderungen nicht gerecht zu werden, beziehen.
- Der Summenwert des *Beck-Depressions-Inventar* (Hautzinger et. al., 1995)[5], SW = 17 deutet auf eine milde depressive Verstimmung hin.

4   Somatischer Befund

Eine ärztliche Untersuchung ergab keine Anhaltspunkte für eine somatische Verursachung der o. g. Beschwerden. Es bestehen keine Einwände gegen eine Expositionstherapie (s. a. »Konsiliarbericht«).

5   Verhaltensanalyse

Genetische Disposition

Eventuell genetisch bedingte Vulnerabilität (Vater leidet unter nicht näher bezeichneter Angststörung, erhält Anxiolytika).

---

3 Franke, G. (1995). Die Symptom-Checkliste von Derogatis – Deutsche Version. Weinheim: Beltz.

4 Ehlers, A., Margraf, J. & Chambless, D.I. (1993). *Fragebogen zu körperbezogenen Ängsten, Kognitionen und Vermeidung.* Weinheim: Beltz.

5 Hautzinger, M., Bailer, M., Worall, H. & Keller, F. (1995). *Beck-Depressions-Inventar (BDI).* Bern: Huber.

Soziale Disposition/Lerngeschichte

- Die Patientin ist sehr behütet aufgewachsen und hat wenig gelernt, ihre eigenen Bedürfnisse durchzusetzen und ihre eigenen Standpunkte zu vertreten. In Elternhaus wie Schule hat sie die Erfahrung gemacht, dass sie am besten zurechtkommt, wenn sie die Erwartungen erfüllt, nicht unangenehm auffällt und sich anpasst. Ein Nichterfüllen der Erwartungen war für sie bedrohlich, da es zu »Enttäuschung« seitens der Mutter geführt hätte.
- Konkrete Erfahrungen von Insuffizienz gegenüber anderen (Tanzschule, Studium) haben zum einen die Annahme, dass soziale Situationen prinzipiell die Möglichkeit von Peinlichkeit und Herabsetzung bieten, erhöht, und zum anderen ihr Selbstbild als ein Mensch, der die Normen bezüglich des Handelns in sozialen Situationen nicht erfüllen kann, geprägt: So entstanden der Anspruch, einen bestimmten Eindruck bei anderen zu hinterlassen und gleichzeitig die Zweifel, die Fähigkeiten dazu zu besitzen.

Eine aktuelle problemtypische Situation

Situation 1:
Patientin bereitet sich auf ein Gespräch mit ihrem Chef vor, um eine schwierige Rechtslage zu besprechen. Sie hat das Gespräch schon eine Weile vor sich hergeschoben, da sie befürchtet hatte, nicht souverän den Fall vorstellen zu können, sich zu verhaspeln und sich lächerlich zu machen.

Wahrnehmungsprozess/innere Verarbeitung:
»Ich muss kompetent erscheinen. Das schaffe ich bestimmt nicht, ich bin ja jetzt schon so angespannt, das wird immer schlimmer werden.«

Verhalten 1:
V_e: Erwartungsangst
V_k: »Ich werde mich verhaspeln und er wird sich über mich lustig machen.«
V_{ph}: ängstliches Anspannung, innere Unruhe
V_m: holt Akte heraus, bereitet sich noch einmal gründlich vor

Konsequenzen:
K_i: Patientin ist angespannt und macht somit körperliche Angstreaktionen, Unkonzentriertheit beim Gespräch wahrscheinlicher.

↓

Situation 2:
Chef sitzt am Schreibtisch, Patientin steht in der offenen Tür des Büros

- **Extern:** Chef schaut auf mit den Worten »Ah, Sie schon wieder!«
- **Intern:** Die Patientin wird verunsichert, sieht ihre Befürchtung, dass sie sich blamieren wird bzw. sie keinen guten Eindruck machen wird, bereits zumindest zum Teil als bestätigt an. Sie weiß außerdem nicht, wie sie auf diese Äußerung reagieren könnte: Ob, und wenn ja wie, sie einen lockeren Small-Talk zum Einstieg machen soll (soziales Kompetenzdefizit).

Wahrnehmungsprozess:
Die Patientin richtet ihre Wahrnehmung auf ihre körperliche Symptomatik sowie auf Anzeichen einer negativen Einschätzung durch ihren Gesprächspartner (Ironie), wodurch sie sich nicht mehr so gut auf ihre Rechtsfrage konzentrieren kann.

Psycho-
physio-
logischer
Auf-
schauke-
lungs-
prozess

Innere Verarbeitung:
Gedanken:
»Ich werde es nicht schaffen. Ich bin so angespannt. Hoffentlich ist das gleich vorbei! Halt's kurz!«

Verhalten 2:
V_{emot}: Angst vor Peinlichkeit
V_{ph}: dadurch beschleunigter Herzschlag, Zittern, Beklemmungsgefühl
V_{mot}: fahrig, unruhig, redet betont langsam, um sich nicht zu versprechen
V_{kog}: »Ich wirke total unsicher, bringe keinen Satz gerade raus. Der hält mich für inkompetent, ich mache mich lächerlich!«
→ = S^D

Verhalten 3:
Patientin bricht Gespräch bei der ersten sich bietenden Gelegenheit ab, ohne ihr Anliegen geklärt zu haben.

↓

Konsequenzen:

- **kurzfristig**
  Herzschlag, Zittern, Anspannung lassen nach
- **langfristig**
  - negative Verstärkung des »Fluchtverhaltens« (Gesprächsabbruch, Vermeiden nicht fachbezogener Inhalte) sowie des »Safety-Behaviour« (betont langsames Sprechen; vgl. Clark & Wells, 1995[6]).
  - Bestätigung der Überzeugung, der Situation nicht gewachsen zu sein.
  - Gefühl von Versagen und Inkompetenz verfestigt sich, führt zu Erwartungsangst und verstärkt negatives Selbstbild

Auf allgemeinerer Ebene lässt sich folgendes *Bedingungsmodell* erkennen:

Die Konfrontation mit oder bereits der Gedanke an soziale Situationen löst bei Frau D. die Befürchtung aus, den (eigenen oder bei anderen vermuteten) Anforderungen der Situation nicht genügen zu können. Je höher die Diskrepanz zwischen vermuteter situativer Anforderung und subjektiv eingeschätzten Handlungsmöglichkeiten ist (besonders explizit formuliert in der Rolle der ruhigen, sachlichen und kompetenten Rechtsanwältin, die keine Fehler machen darf), desto stärker sind die Befürchtungen ausgeprägt. Diese rufen starke physiologische Angstreaktionen hervor (Zittern, Erröten, Hitzewallung, beschleunigter Herzschlag), welche von der Patientin bemerkt werden (Verlagerung der Aufmerksamkeit von außen nach innen, erklärbar mit dem Konzept der »erhöhten Selbstaufmerksamkeit«, vgl. Rapee & Heimberg, 1997[7], bzw. mit dem des »intensiven self-monitoring«, vgl. Clark & Wells, 1995). Dies wird von ihr als Beleg für ihr »Versagen« in der Situation interpretiert (Ex-consequentia-Schlussfolgerungen nach Clark & Wells, 1995).

---

6   Clark, D. M. & Wells, A. (1995). A cognitive model of social phobia. In R. G. Heimberg, M. R. Liebowitz, D. A. Hope & F. R. Schneider (Eds.), *Social Phobie: Diagnosis, assessment, and treatment* (pp. 69–93). New York: Guilford Press.

7   Rapee, R. M. & Heimberg, R. G. (1997). A cognitive-behavioral model of anxiety in social phobia. *Behaviour Research and Therapy, 35,* 741–756.

Durch einen psycho-physiologischen Aufschaukelungsprozess (vgl. Margraf & Schneider, 1990[8]) kommt es zu einer Verstärkung der Symptome, die die Patientin mit Hilfe einer Reihe von »Safety Behaviours« zu verstecken sucht, was weitere Aufmerksamkeit bindet und zu einem vermehrt unsicheren Verhalten führt. Die Anwendung von Sicherheitsverhalten sowie offenes Flucht- und Vermeidungsverhalten werden durch Angstreduktion negativ verstärkt und tragen zur Aufrechterhaltung der Störung bei, da sie langfristig zu einer Verfestigung der zentralen Befürchtung (Ablehnung durch die Interaktionspartner) führen. Das Vermeidungsverhalten führt zudem zu einer Verfestigung des bestehenden sozialen Kompetenzdefizits, da die Patientin diese Fertigkeiten nicht ausreichend üben konnte.

6 Diagnose

Soziale Phobie, generalisierter Typus (ICD-10: F 40.1; DSM-IV: 300.23). Die Kriterien einer Major Depression bzw. dysthymen Störung sind nicht erfüllt. Die negative Stimmungslage ist eher als Folge der Angstproblematik einzuschätzen. Die SKID-Diagnostik ergab, dass die Patientin einige, wenn auch nicht alle Kriterien für eine generalisierte Angststörung sowie für eine zwanghafte Persönlichkeit erfüllt.

7 Therapieziele und Prognose

Gemeinsam mit der Patientin wurden folgende Therapieziele erarbeitet:

Es soll eine Reduktion der in den jeweiligen Situationen unangemessenen Angstreaktionen erreicht werden, so dass die Patientin diese entspannter aufsuchen kann und sie nicht mehr vermeiden bzw. mit Hilfe von Sicherheitsverhaltensweisen durchstehen muss. Dabei soll sie eventuell verbleibende körperliche Symptome (v. a. Erröten, zittrige Hände, Herzrasen) aushalten können. Insgesamt soll der Bewegungs- und Handlungsspielraum der Patientin um die bislang vermiedenen, sozialphobischen Situationen erweitert werden.

---

8 Margraf, J. & Schneider, S. (1990). *Panik. Angstanfälle und ihre Behandlung* (2. Aufl.). Berlin: Springer.

Zwei Klassen von konkreten Situationen sollen zukünftig nicht mehr vermieden oder mit Sicherheitsverhaltensweisen durchgestanden werden, sondern stattdessen möglichst angstfrei aufgesucht werden können:

1. Situationen in denen die Patientin in ihrer Rolle als Rechtsanwältin in ihrem beruflichen Kontext agiert. Dabei handelt es sich zum einen um soziale Situationen, in denen die Patientin in direkter Interaktion mit Klienten, Kollegen oder Angestellten steht und in denen sie befürchtet, den Erwartungen, die ihre Interaktionspartner an sie haben könnten, nicht zu genügen und sich damit lächerlich zu machen. Zum anderen handelt es sich um Situationen, in denen die Patientin alleine in der Kanzlei ist und geängstigt wird durch Vorstellungen, sie könnte einer Situation nicht gewachsen sein, einen fatalen Fehler begehen und daraufhin ihren Beruf aufgeben müssen.

2. Alltägliche soziale Situationen, in denen die Patientin befürchtet, anderen Personen unangenehm aufzufallen, im Mittelpunkt der Aufmerksamkeit anderer zu sein und sich zu blamieren, sowie insbesondere Situationen, in denen es darum geht, konkrete Forderungen zu stellen und auf ihrem Recht zu bestehen.

Die Patientin hat das oben beschriebene Bedingungsmodell zur Aufrechterhaltung ihrer Problematik verstanden und die daraus abgeleiteten psychotherapeutischen Interventionen nachvollzogen und für sinnvoll erachtet. Wenngleich das Ausmaß und die lange Dauer der Problematik keinen raschen Therapieerfolg verspricht, ist angesichts der hohen Therapiemotivation und der differenzierten Krankheitseinsicht der Patientin eine gezielte, die Angstproblematik fokussierende Behandlung durchaus erfolgsversprechend und prognostisch günstig einzuschätzen.

8 Behandlungsplan

Abgeleitet aus der Bedingungs- und Zielanalyse sollen folgende Therapiebausteine verwirklicht werden (vgl. Stangier et al., 2003[9], 2006[10]):

---

9 Stangier, U., Heidenreich, T. & Peitz, M. (2003). *Soziale Phobien. Ein kognitiv-verhaltenstherapeutisches Behandlungsmanual.* Weinheim: Beltz.
10 Stangier, U., Clark, D. & Ehlers, A. (2006). *Soziale Phobie. Fortschritte der Psychotherapie.* Göttingen: Hogrefe.

- Vermittlung eines Erklärungs- und Veränderungsmodells
- Expositionsübungen in vivo und in sensu
- Unterlassen von Sicherheitsverhaltensweisen
- Aufdecken von dysfunktionalen automatischen Gedanken, Erarbeiten alternativer rationaler zielführender Gedanken
- Realitätsüberprüfung durch Verhaltenexperimente
- Training sozialer Fertigkeiten

In der Verhaltens- und Bedingungsanalyse wird deutlich, dass konditionierte physiologische Prozesse sowie dysfunktionale Bewertungsmuster der Patientin für die Entstehung und Aufrechterhaltung der sozialen Angst von Bedeutung sind. Die physiologische Reaktion der Patientin in den spezifischen Situationen soll durch Konfrontations- und Habituationserfahrungen im symptomorientierten konfrontativen Vorgehen reduziert werden. Bezüglich der dysfunktionalen Bewertungsmuster scheint ein kognitiv orientiertes Vorgehen indiziert.

Zunächst sollen der Patientin diese Mechanismen, die für die Entstehung und insbesondere für die Aufrechterhaltung der Störung verantwortlich sind, transparent gemacht werden. Nach einer detaillierten und konkreten Analyse der angstbesetzten Situationen sollen die nachfolgenden Expositionsübungen dem spezifischen Problemverhalten der Patientin individuell angepasst werden.

In einem zweiten Therapieabschnitt soll eine psychologische Intensivbehandlung mit dem Schwerpunkt auf einer Exposition in vivo mit gleichzeitiger Reaktionsverhinderung erfolgen. Im Rahmen dieser Übungen soll die Patientin zum einen die Erfahrung machen, dass die körperlichen Anteile ihrer Ängste den Mechanismen der Habituation unterliegen, zum anderen erhält die Patientin die Gelegenheit, zentrale Befürchtungen (»Wenn ich mich verspreche, halten mich alle anderen für lächerlich und inkompetent«) mit Hilfe von Verhaltensexperimenten zu überprüfen und zu verändern. Die Übungen werden zunächst gemeinsam mit dem Therapeuten durchgeführt. Schrittweise wird Frau D. angeleitet, die Übungen eigenständig zu planen und durchzuführen.

In den Situationen, in denen eine Exposition in vivo im Therapiesetting nicht möglich ist (v. a. im beruflichen Kontext der Patientin), sollen Rollenspiele sowie Expositionen in sensu an die Stelle der Exposition in vivo treten. Beispielsweise die Imagination, einen Fehler begangen zu haben, durch den unabsichtlich ein Klient geschädigt wurde und dieses gegenüber Kollegen zu vertreten.

Begleitend soll die Patientin durch kognitive Interventionen dazu angeleitet werden, ihre (z. T. rigiden, perfektionistischen) Bewertungen hinsichtlich des vermeintlichen Versagens in sozialen Situationen und v. a. bezüglich ihrer Rolle als Rechtsanwältin zu hinterfragen und zu modifizieren. Die Fähigkeit zur Selbstbeobachtung (welche automatischen Gedanken verursachen die Angst?) soll durch gezielte Exploration im Anschluss an die Expositionen/Verhaltensexperimente gefördert werden. Zusätzlich sollen bestimmte soziale Schlüsselkompetenzen (z. B. Forderungen stellen, abweichenden Standpunkt gegenüber Autoritätsperson vertreten) durch videounterstützte Rollenspiele eingeübt werden.

In einer dritten Phase der Therapie soll die Patientin die Gelegenheit bekommen, das Gelernte in ihrem täglichen Lebensumfeld einzuüben und niedrig frequent weiterbehandelt werden. Hierbei sollen konkrete Verhaltensänderungen in konkreten Situationen vereinbart werden, die die Patientin alleine durchführen soll. Die Erfahrungen sollen anschließend in therapeutischen Sitzungen ausgewertet werden.

III   Therapieverlauf

Sitzung 1 bis 7

In den fünf probatorischen Sitzungen plus der Sitzung zur biographischen Anamnese wurden die Informationen erhoben, die Grundlage für Diagnosestellung und Problemanalyse mit Therapieplanung waren. In einer zusätzlichen Sitzung wurde das »Strukturierte Klinische Interview SKID« durchgeführt.

Sitzung 8 bis 10: Kognitive Vorbereitung

In der ersten Therapiephase wurde zunächst gemeinsam mit der Patientin erarbeitet, welche Bedingungen zur Entwicklung ihrer Angststörung beigetragen haben. Die Patientin erlebte dies als sehr entlastend, da sie erstmals ein für sie schlüssiges und nachvollziehbares Erklärungsmodell für ihre Problematik erhielt. Das Modell zur Aufrechterhaltung der sozialen Phobie wurde ihr transparent gemacht und erschien ihr ebenfalls plausibel. Nach der Ableitung der verhaltenstherapeutischen Interventionen aus diesem Modell – Exposition mit Reaktionsverhinderung, insbesondere Verzicht auf

Sicherheitsverhaltensweisen, Veränderung der dysfunktionalen Kognition sowie Aufbau von selbstsicherem Verhalten – erschienen ihr v. a. die kognitiven Bausteine sowie der Aufbau von selbstsicherem Verhalten plausibel, jedoch löste die Vorstellung, sich ohne Hilfsmittel in gefürchtete Situationen begeben zu müssen, starke Erwartungsängste in ihr aus, die sie sehr daran zweifeln ließen, ob sie sich tatsächlich dieser Therapieform unterziehen solle. Der Therapeut unterstützte bewusst diese Ambivalenz der Patientin. Zusätzliche Zweifel an dem Sinn der Therapie für ihre Person kamen der Patientin bei der Frage, ob die gefürchteten Situationen aus ihrem beruflichen Kontext im Rahmen der Therapie realisierbar seien und die Therapie somit in diesem Bereich für sie überhaupt sinnvoll sei. Der Therapeut räumte ein, dass dies wirklich ein Problem sei und erarbeitete mit der Patientin verschiedene Lösungsmöglichkeiten. So wurde die Bedeutung der eigenständigen Arbeit der Patientin in der Selbstkontrollphase betont, bei der es darum gehen werde, das in der Intensivphase Erarbeitete auf den beruflichen Kontext zu übertragen. Für die Zeit während der Intensivphase wurde die Rolle der kognitiven Umstrukturierung, der Exposition in sensu sowie des Aufbaus sozialkompetenten Verhaltens mithilfe von videounterstützten Rollenspielen betont. Zudem bot der Therapeut der Patientin die Möglichkeit an, sie zu einer Gerichtsverhandlung zu begleiten.

Nach einer Bedenkzeit von mehreren Tagen entschied sich die Patientin für die geplante Intensivbehandlung mit anschließender niedrigfrequenter Weiterarbeit.

Sitzungen 11 bis 30: Intensivtraining (zumeist in Blocksitzungen von 1 bis 4 Stunden)

Zu Beginn der Intensivphase wurde der Schwerpunkt auf Expositionsübungen in vivo in leicht zu realisierenden Situationen gelegt, um der Patientin möglichst schnell Habituationserfahrungen zu vermitteln sowie zentrale Befürchtungen bzgl. negativer Reaktionen der Interaktionspartner zu überprüfen. Als erste Übung wählte der Therapeut eine Umfrage zum Thema »Soziale Angst« aus, die die Patientin in der belebten Fußgängerzone durchführen sollte. Konkrete Aufgabenstellung war dabei, zehn Personen anzusprechen und ihnen jeweils sechs Fragen zu stellen, insbesondere Fragen die sich auf die zentrale Befürchtung der Patientin in einer solchen Situation beziehen: »Was denken Sie, wenn jemand im Gespräch den Faden verliert und sich verhaspelt?« Die Patientin entwickelte große Erwartungsangst vor dieser Aufgabe und zeigte massive Vermeidungstendenzen. In der Analyse der angsteinflößenden Gedanken zeigte sich, dass die Patientin generell Angst davor hatte, »aus dem Rahmen zu fallen«, d. h. etwas Ungewöhnliches zu tun und womöglich andere Personen durch ihre Umfrage zu verärgern. Zudem äußerte sie Angst vor Abwertung durch die Befragten, wenn sie sich durch die letzte Interviewfrage »Können Sie sich vorstellen, dass ich unter einer solchen Angststörung leide?« selber als sozial ängstlichen Menschen entlarven würde.

Nach einer Phase des Haderns mit der Situation und der ihr gestellten Aufgabe, überwand die Patientin ihre starken Erwartungsängste und führte die Umfrage durch. Sie nahm zu ca. 20 Personen Kontakt auf, von denen zehn schließlich ihre Fragen beantworteten. Die Patientin berichtete von starker körperlicher Symptomatik (beschleunigter Herzschlag, Zittern, Anspannung) zu Beginn der Übung und einsetzender Habituation nach ca. fünf befragten Personen. Nach der Übung war die Patientin sehr zufrieden und stolz auf sich, dass sie den Mut gehabt hatte, sich zu überwinden, und dass sie für diesen Mut durch das Nachlassen der körperlichen Angstreaktion sowie das Ausbleiben der befürchteten negativen sozialen Konsequenzen belohnt worden war.

Als weitere Expositionen in vivo wurden Übungen in einem Supermarkt (Kassenschlange warten lassen, um noch etwas zu holen; Geld vergessen haben, nachdem alles in die Kasse eingegeben worden war; das genaue Abwiegen von 100 g Parmesankäse), in Restaurants (sich genau nach einem Gericht erkundigen und dann ein anderes bestellen) sowie in einem Sexshop (Informationsgespräch mit einem Verkäufer führen) durchgeführt. Die Patientin schätzte alle drei Übungen als schwierig ein, da sie dort befürchtete, entweder peinlich aufzufallen oder den Unmut anderer Leute auf sich zu ziehen. Im Verlaufe des Trainings fiel es der Patientin immer leichter, sich zu überwinden und die Übungen zu beginnen. Sie machte jedes Mal die Erfahrung, dass die körperliche Symptomatik nachließ und stellte zudem fest, dass das Umfeld entweder nicht so reagierte, wie sie es befürchtet hatte, oder dass es ihr nicht soviel ausmachte, wenn beispielsweise eine Verkäuferin tatsächlich genervt auf ihr Verhalten reagierte.

Mithilfe des A-B-C-Schemas nach Ellis wurde die Patientin angeleitet, ihre dysfunktionalen und angsteinflößenden Gedanken zu erkennen und diese zu verändern (irrationale Bewertung: »Wenn ich mich auffällig verhalte, nerve ich mein Umfeld und das bedeutet, dass ich ein unmöglicher Mensch bin«; alternative Bewertung: »Wenn ich auffalle und meine Bedürfnisse durchsetze, kann es sein, dass ich andere Menschen vor den Kopf stoße, aber das bedeutet nicht, dass ich im Unrecht bin«).

Als nächster Schritt wurden Übungen durchgeführt, in denen die Patientin sich vor anderen als Person präsentieren sollte, z. B. sich in einer Gruppe von sechs Personen vorstellen oder einen 30-minütigen Vortrag über einen juristischen Sachverhalt vor einer ebensolchen Gruppe frei halten. Im Verlaufe dieser Übungen konnte die Patientin neben der Habituationserfahrung ebenfalls ihre selbstabwertenden Gedanken (»Ich bin nicht in der Lage, mich öffentlich fachbezogen zu äußern, da ich mich unweigerlich verhaspeln und blamieren werde und alle mich für inkompetent halten«) erkennen und verändern.

Sitzungen 31 bis 44: Weiterarbeit an Ansprüchen und Verhalten

Im dritten Teil der Intensivphase der Therapie wurden Situationen bearbeitet, die das Handeln der Patientin in ihrer beruflichen Rolle als Rechtsanwältin betrafen. Ein wesentlicher Teil bestand dabei in der Bearbeitung ihres dysfunktional übersteigerten Verantwortungsgefühls in dieser Rolle. Der zentrale angsteinflößende Gedanke »Ich darf als Rechtsanwältin keinen Fehler machen, da dies bedeutet, dass jeder mich für unverantwortlich und inkompetent halten wird«, wurde mit Hilfe einer Exposition in sensu aktualisiert und anschließend kognitiv bearbeitet. Es zeigte sich, dass der rigide Anspruch nach Fehlerlosigkeit auf einem extrem idealisierten Bild einer Juristin beruhte, dem die Patientin nachzukommen versuchte. Ihr wurde deutlich, dass ihr Streben nach der Verwirklichung dieses Ideals für sie so wichtig war, weil sie sich sonst als eher unscheinbar (»graue Maus«) erlebte. Der Beruf diente bisher dazu, dieses zu kompensieren, und stellte damit eine wesentliche Quelle für ihr Selbstwertgefühl dar.

Im Anschluss an diese Erkenntnis erarbeitete die Patientin Kriterien für ihr berufliches Handeln, die ihr ermöglichen, sich als kompetente Juristin zu fühlen, auch wenn ihr einmal ein Fehler oder Missgeschick unterlaufen sollte. Ferner überlegte die Patientin gemeinsam mit dem Therapeut, was sie tun könne, um sich jenseits ihres Berufes weniger als »graue Maus« zu fühlen. Dabei wurde ihr noch einmal zusätzlich deutlich, wie wichtig es für sie ist, sozialen Situationen nicht auszuweichen, sondern diese offensiv zu aufzusuchen und sie aktiv mitzugestalten.

Des Weiteren wurden Rollenspiele zu schwierigen beruflichen Interaktionssituationen durchgeführt. Dabei wurden Kriterien für selbstsicheres Verhalten entwickelt und es wurde geübt, diese umzusetzen. Weiter wurden hierbei wiederum angsteinflößende Gedanken (»Wenn ich nicht sofort alles weiß, z. B. über einen Paragraphen, wirkt das unsicher; der Klient hält mich daraufhin für inkompetent, wechselt den Anwalt und schadet meinem beruflichen Ansehen«) identifiziert und kognitiv bearbeitet. Der Therapeut erarbeitete gemeinsam mit der Patientin Möglichkeiten, wie der Patientin Unsicherheiten gegenüber Klienten und Kollegen eingestehen kann, um die zentrale Annahme der Patientin (»Ich muss immer 100 % souverän sein, sonst halten mich alle für inkompetent«) zu überprüfen.

Sitzungen 45 bis 52: Abschluss

In der niedrigfrequenten Stabilisierungsphase mit wöchentlichen, später vierzehntägigen Sitzungen wurde folgendes vereinbart:

- Identifizierung von weiteren angsteinflößenden Gedanken und Veränderung derselben mit der Spaltentechnik (Beck), wenn unangenehme Ängste im beruflichen Alltag auftauchen.
- Lernen, als Rechtsanwältin nicht immer perfekt wirken zu müssen, durch kleine Verhaltensübungen:
  – unvorbereitet in ein Gespräch mit dem Chef gehen
  – Unsicherheiten gegenüber Klienten zeigen (z. B. Blättern in Gesetzestexten)
  – Plädoyer für eine Gerichtsverhandlung nur stichwortartig vorbereiten
  – »dumme« Informationsfragen beim Anwaltsstammtisch stellen
- Verhaltensübungen (Supermarkt) vor Ort durchführen.
- Bei Begegnungen mit Klienten in der Freizeit diesen nicht ausweichen, sich aber klar von diesen abgrenzen (»Ich hab jetzt Freizeit, kommen sie morgen in die Kanzlei«).

IV   Abschlussreflexion

Die Patientin verstand das Rationale der Expositionstherapie sowie der kognitiven Umstrukturierung sehr gut und konnte es aktiv umsetzen. Sie erlebte während der Intensiv-Trainingsphase eine deutliche Reduktion der Angstsymptome und gab ihr Vermeidungsverhalten in nichtberuflichen Kontexten weitgehend auf. Ihre zentralen Befürchtungen konnten überprüft und relativiert werden. Vereinzelt auftretende Symptome führten nicht mehr zur Vermeidung. Die zu Beginn der Übungsphase noch verstärkt auftretenden dysfunktionalen Gedanken und Bewertungen konnte die Patientin bald eigenständig relativieren. Durch die kognitiven Interventionen gelangte sie zu einer Umstrukturierung der zuvor rigiden Gedanken, die sich nun darin zeigte, dass sie die vorher angstbesetzten Situationen viel entspannter aufsuchte. Zum Zeitpunkt der ersten Nachuntersuchung, sechs Wochen nach Abschluss der Therapie, war die Patientin motiviert, weiter intensiv und eigenverantwortlich an einer verstärkten Integration des veränderten Verhaltens in das Alltagsleben zu arbeiten sowie weiterhin die in der Therapie gemachten Erfahrungen auf ihren Arbeitsplatz zu übertragen.

Der Therapeut schätzte die Patientin zum Ende der Behandlung als optimistischer und entspannter ein. Der Therapieerfolg spiegelte sich auch in den Werten der Nachuntersuchung wider. Die Werte in den meisten Messinstrumenten liegen nun im Normbereich, lediglich der Wert der SIAS ist noch deutlich erhöht:

Messinstrument	Prä	Post	Norm
SPS	40	14	N=9,0 ; K=31,1
SIAS	45	37	N=16,8 ; K=46,1
BSQ	1,94	1,12	N=1,46 ; K=2,67
ACQ	2,0	1,21	N=1,2 ; K=2,06
SCL-90-R: »Unsicherheit im Sozialkontakt«	5,81	0,97	z-Werte
SCL-90-R: »Ängstlichkeit«	4,59	1,08	z-Werte
SCL-90-R: »Phobische Angst«	2,35	0,04	z-Werte
SCL-90-R: »Depressivität«	3,03	0,76	z-Werte
BDI	17	6	<11: keine; 12–19:milde

Die Ergebnisse der Post-Messung sind angesichts des Ausmaßes und der Dauer der ursprünglichen Problematik erfreulich, wenngleich die Werte der »Social Interaction Anxiety Scale« (SIAS) die Notwendigkeit weiterer konsequent durchgeführter Übungen unterstreichen.

Beim Vergleich der anfänglichen Planung mit dem tatsächlichen Therapieverlauf fallen keine nennenswerten Abweichungen auf. Die Patientin hat sämtliche geplanten Übungen erfolgreich absolviert, wenngleich sie zu Beginn der Therapie noch eher zögerlich war und sich erst nach motivationssteigernder Intervention des Therapeuten auf die geplanten Expositionsübungen in vivo einließ.

Die Arbeitsbeziehung zwischen Therapeut und Patientin kann als freundlich und verbindlich bezeichnet werden. Anfänglich hatte Frau D. Schwierigkeiten, sich auf die für sie ungewohnte Rolle einer hilfesuchenden Patientin, anstelle der gewohnten Rolle der ratgebenden Rechtsanwältin, einzulassen. Der Therapeut versuchte daraufhin möglichst oft, an das fachliche Wissen von Frau D. anzuknüpfen, um ihr so das Gefühl von Kompetenz zu vermitteln. Hilfreich für diesen Prozess war ebenfalls, dass der Therapeut gelegentlich von eigenen Unsicherheiten im Umgang mit schwierigen Situationen berichtete, wodurch sich die Patientin sehr verstanden fühlte. Insgesamt sah die Patientin in dem Therapeuten einen kompetenten Fachmann, der ihr Lösungswege für ihre Probleme aufzeigen konnte, von denen sie jedoch auch wusste, dass letztlich sie selbst sie lösen musste. Die Patientin arbeitete motiviert und kooperativ mit.

Die beschriebene Therapie wurde regelmäßig durch Gruppen- und Einzelgespräche begleitet. Es war die erste Therapie des Therapeuten mit einer sozialphobischen Patientin. Aufgrund dessen musste er sich zusätzliches Fachwissen aneignen und konnte von entsprechender Literatur profitieren. Insbesondere die Erfahrung, über Verhaltensexperimente einen neuen Zugang zu dysfunktionalen angstauslösenden Gedanken zu bekommen, war für den Therapeuten neu und wichtig. Als Schwäche des Therapeuten zeigte sich gelegentlich seine mangelnde Geduld, die manchmal zu direktives Vorgehen zur Folge hatte. Dies lag wohl daran, dass der Therapeut Erwartungen an die Patientin herantrug, die er selber an ihrer Stelle würde erfüllen wollen. So konnte es passieren, dass die Patientin sich bisweilen unverstanden fühlte. Als Stärke des Therapeuten wurde demgegenüber ersichtlich, dass er dieses Muster bemerkte und in der Lage war, von sich selber abzusehen und der Patientin ihren eigenen Weg zuzugestehen.

Frau E. – Beispiel für einen Bericht an den Gutachter über eine essgestörte Patientin

Chiffre E 300686

1 Angaben zur spontan berichteten und erfragten Symptomatik

Frau E. berichtet im Erstgespräch, dass sie im letzten Jahr stark abgenommen habe. Derzeit wiege sie bei einer Körpergröße von 177 cm 52 kg. Vor einem Jahr, im Juli 2005, habe sie noch 69 kg gewogen. Sie selbst würde es nicht wahrnehmen, dass sie jetzt dünner aussehe, es falle ihr nur auf, dass ihre Kleidung zunehmend zu groß für sie werde.

Obwohl sie sehr wenig esse, habe sie nach jeder Mahlzeit ein schlechtes Gewissen und überlege, ob es wirklich notwendig gewesen sei, etwas zu essen, weil sie so schnell Fett an Hüften, Oberschenkel und Po ansetze. Darum kontrolliere sie täglich mehrfach ihr Gewicht. Lasse sie das Essen ausfallen, sei sie sehr stolz auf sich. Sie lenke sich von ihrem Hungergefühl ab, indem sie viel trinke oder einen Apfel esse, um ihren Magen zu beruhigen. Zu Anfang habe sie erbrochen, um rascher abzunehmen. Dies geschehe jetzt seltener, dafür sei sie körperlich sehr aktiv und treibe viel Sport, sie jogge z. B. täglich, sogar mehrmals, wenn sie das Gefühl habe, zuviel gegessen zu haben.

Sie stoße jedoch zunehmend an ihre Grenzen und ihr physisches wie auch psychisches Befinden habe sich in letzter Zeit verschlechtert. Sie leide unter Konzentrationsproblemen, was ihr vor allem in ihrer Ausbildung als Bankkauffrau große Probleme bereite, und fühle sich schwächer und weniger leistungsfähig als früher. Ihr fehle die Gelassenheit, sie sei »gereizt« und »verkrampft« und sei des Öfteren ängstlich oder traurig. Früher sei sie überaus »lebensfreudig und positiv« gewesen, heute würden ihre Gedanken nur noch um das »Thema Essen kreisen«. Dies schränke sie sehr ein. Sie lasse Verabredungen mit ihren Freundinnen ausfallen, aus Angst, sie müsse etwas essen.

Hinsichtlich einer psychotherapeutischen Behandlung äußert sich Frau E. zunächst ambivalent, wolle sich jedoch auf Drängen ihrer Familie hierüber näher erkundigen.

2 Lebensgeschichtliche Entwicklung der Patientin und Krankheitsanamnese

Die Patientin ist 20 Jahre alt, nach dem Abitur im zweiten Lehrjahr als Bankkauffrau. Sie sei zusammen mit ihren drei älteren Schwestern (+ 4, + 6, + 11 Jahre) im Hause der Eltern aufgewachsen. Während dieser Zeit habe es hinsichtlich ihres Essverhaltens keine Auffälligkeiten gegeben. Alle Familienmitglieder seien schlank, auch sie selber habe früher nie Figurprobleme gehabt.

Die Patientin beschreibt ihren Vater als dominante und autoritäre Person. Früher habe sie Gespräche mit ihm vermieden, aus der Angst heraus, rhetorisch vor ihm zu versagen. Heute sei ihr Vater für sie ein wichtiger Gesprächspartner in schwierigen Lebenssituationen, ihre Mutter empfinde sie hierfür als zu »naiv« und »wirklichkeitsfremd«.

Im Alter von dreizehn Jahren, als ihre Schwestern nach und nach aus dem Elternhaus ausgezogen seien, habe sie sich sehr einsam gefühlt und sich oft weinend in ihr Zimmer zurückgezogen. Ihre heute 26-jährige Schwester sei nach dem Auszug psychisch äußerst labil gewesen und habe einen Suizidversuch unternommen. Da sie damals aufgrund ihres Alters an den Familiengesprächen darüber nicht beteiligt wurde, habe sie erst letztes Jahr erfahren, dass ihre Schwester unter Anorexie gelitten habe und an einer Therapiegruppe teilgenommen habe. 2003 habe die Patientin ihren ersten und jetzigen Freund kennengelernt. Ihre Eltern hätten versucht, ihn ihr auszureden, da sie befürchteten, dass sie sich zu früh fest an jemanden binden könnte. Ihr Vater habe sie eine Zeit lang mit Nichtbeachtung bestraft. Frau E. habe sich »leer« und »alleingelassen« gefühlt und sich zunehmend von ihren Eltern zurückgezogen.

Nach den Sommerferien im vorigen Jahr habe sie eine Diät begonnen, da sie während des Urlaubs mit ihren Eltern vier Kilogramm zugenommen habe und ihr Freund das sofort kritisch angemerkt habe. Auch ihre sehr schlanke Freundin sei entsetzt gewesen. Sie habe zunächst gejoggt und sporadisch das Abendessen ausfallen lassen. Im Oktober 2005 habe sie das erste Mal willentlich erbrochen. Sie sei mit ihrem Freund beim Sport gewesen, habe abends zunächst nichts mehr essen wollen, dann aber doch eine Pizza bei ihm gegessen. Zu Hause habe sie dann auf Druck ihrer Eltern noch ein Müsli essen müssen. Sie habe sich »zu voll« gefühlt, Angst vor einer erneuten Gewichtszunahme verspürt und das Essen erbrochen. Diese »Idee« sei ihr bei der Erinnerung an eine Situation einige Tage zuvor gekommen, bei der sie direkt nach dem Essen gejoggt und sich daraufhin unwillentlich übergeben habe. Es sei nicht unangenehm gewesen, sie habe gemerkt, dass es eine »tolle Sache« sei, essen und erbrechen zu können.

Nach einem weiteren Mal habe sie davon ihrem Freund am Telefon berichtet. Er sei sehr erschüttert gewesen, habe sich Sorgen gemacht und sei gleich bei ihr vorbeigefahren. Frau E. habe es »ganz toll« gefunden, dass er sich so um sie sorge. Sie habe zu sich selbst gesagt, dass das Abnehmen viel leichter sei, wenn man hinterher erbreche und habe dies jeden Tag getan. Sie habe nicht gemerkt, dass mit ihr etwas nicht stimme, doch ihrem Freund und der besten Freundin sei immer mehr aufgefallen, wie stark sie abgenommen habe. Sie hätten auf sie eingeredet, seien wütend und hilflos gewesen, doch sie habe nur aggressiv auf die beiden reagiert.

Aus Angst, ihre beste Freundin zu verlieren, habe sie sich in den Osterferien 2006 dazu entschieden, mit dem Erbrechen aufzuhören. Stattdessen habe sie vermehrt gejoggt und gefastet. Im Mai 2006 habe sie sich ihrer ältesten Schwester anvertraut, die sie ermunterte, die Psychotherapie-Ambulanz aufzusuchen und mit ihrem Vater zu sprechen. Sie hätten ein langes und intensives Gespräch geführt; seitdem habe sich die Beziehung zwischen ihnen stark verbessert. Sie habe sich daraufhin zur Therapie angemeldet.

In der letzten Woche vor der Anmeldung sei es ihr wieder schlechter gegangen. Ihr Freundeskreis, darunter auch ihr Freund, habe einen mehrtägigen Ausflug gemacht. Sie habe aufgrund einer Entzündung am Fuß zu Hause bleiben müssen, habe sich wenig bewegen können und »wahrscheinlich wieder zugenommen«. In dieser Woche habe sie erneut begonnen, täglich zu erbrechen. Sie habe dünner werden wollen und damit nach außen, v. a. ihrem Freund zeigen wollen, dass es ihr schlecht gehe. Sie fühle sich alleine und habe Angst, etwas zu verpassen und noch mehr aus ihrer Gruppe ausgeschlossen zu werden, was sie aufgrund ihrer Essstörung bereits schon sei.

3   Psychischer Befund zum Zeitpunkt der Antragstellung

Frau E. ist sportlich-elegant gekleidet und hat ein sehr gepflegtes äußeres Erscheinungsbild, im Kontakt zeigt sie sich freundlich und interessiert. Sie ist zu allen Qualitäten hin voll orientiert. Die berichteten starken Aufmerksamkeits- und Konzentrationsstörungen werden in den Therapiegesprächen nur geringfügig deutlich. Einschränkungen hinsichtlich des Gedächtnisses sind nicht erkennbar. Der formale Gedankengang ist geordnet, keine Hinweise auf formale oder inhaltliche Denkstörungen, im affektiven Ausdruck leicht deprimiert, ängstlich, Insuffizienzerleben, von starken Sorgen vor Gewichtszunahme geprägt. Ambivalent hinsichtlich der aktuellen Behandlung. Psychomotorisch unauffällig, jedoch von erheblichem Bewegungsdrang nach dem Essen berichtend. Keine latente oder akute Suizidalität.

Psychometrische Fragebögen

(Anm.: MWPt = Mittelwert der Patientin; MWNS = Mittelwert Normalstichprobe; MWKS = Mittelwert Klinische Stichprobe)

Im »*Fragebogen für Essverhalten*« (FEV)[1] liegt Frau E. auf der Skala »kognitive Kontrolle/gezügeltes Essverhalten« weit über den durchschnittlichen Werten einer klinischen Vergleichsgruppe (MWPt: 19; MWKS: 13,07), hinsichtlich der Skalen »Störbarkeit des Essverhaltens« (MWPt: 2; MWNS: 7,12) und »erlebte Hungergefühle« (MWPt: 1, MWNS: 5,69) weit unter den Werten der nichtklinischen Vergleichsgruppe. Die erhöhten Werte der »*Social Phobia Scale*« (SPS; MWPt: 40; MWNS: 35,4) und »*Social Interaction Anxiety Scale*« (SIAS; MWPt: 44; MWKS: 53,4) lassen eine starke soziale Ängstlichkeit bei der Patientin vermuten, die durch das diagnostische Interview SKID I bestätigt wird, dort jedoch nicht den Ausprägungsgrad einer sozialen Phobie erreicht. Der im »*Beck Depressions-Inventar*« erreichte Wert (BDI = 15) entspricht einer milden depressiven Verstimmung.

4   Somatischer Befund

Die Patientin hat bei einer Körpergröße von 1.77 m und einem Gewicht von 52 kg starkes Untergewicht (BMI/Body Mass Index) von 16,6 auf; seit ca. 7 Monaten Amenorrhoe; Konsiliarbericht ansonsten ohne Befund.

---

1   Pudel, V. & Westenhöfer, J. (1989). *Fragebogen zum Essverhalten (FEV)*. Göttingen: Hogrefe.

Durch die abwertenden Bemerkungen (Freund/Freundin) nach der unerwünschten Gewichtszunahme im letzten Jahr versuchte Frau E. durch kompensatorische Maßnahmen wie Joggen und Diäthalten ihr Gewicht wieder in den Griff zu bekommen. Eher zufällig kam sie auf die Idee, dies auch durch Erbrechen zu erreichen. Ihr soziales Umfeld reagierte auf die Gewichtsreduktion verstärkend, nämlich aufgrund massiver Sorge mit vermehrter Zuwendung und intensiven Gesprächen.

Frau E. versuchte fortan durch striktes Fasten, Joggen und Erbrechen eine Gewichtsreduktion herbeizuführen. Die unzureichende Ernährung führte neben hormonellen und endokrinologischen Veränderungen zu einer Störung des Hunger- und Sättigungsgefühls und einem verminderten Grundumsatz, der wiederum bei normalem Essverhalten eine kurzfristig beschleunigte Gewichtszunahme zur Folge hat. Da bei Frau E. bereits kleinste Veränderungen auf der Waage zu einem massiven Angstanstieg führten, reagierte sie mit einer weiteren Reduktion der Nahrungsaufnahme und vermehrter körperlicher Aktivität. Durch die ausbleibende Gewichtszunahme werden sowohl das Diäthalten als auch das Joggen und Erbrechen negativ verstärkt. Der Mangelzustand im Körper wird aufrechterhalten. Eine positive Verstärkung ergibt sich durch die Erhöhung des Selbstwertgefühls und des Gefühls der Kontrolle (vgl. Jacobi et al., 2004[2]).

Neben den körperlichen Veränderungen führt der Mangelzustand zu psychischen Folgeerscheinungen. Diese äußern sich bei Frau E. in einer schnellen Erschöpfbarkeit, Konzentrationsproblemen, Stimmungsschwankungen, einer erhöhten Ängstlichkeit, Depressionen, sozialem Rückzug und in einer ausgeprägten Körperschemastörung. Zusammen mit sozialen Kompetenzproblemen führt dies bei der Patientin zu einer negativen Sicht der eigenen Person. Das verminderte Selbstbewusstsein versucht Frau E. durch eine weitere Gewichtsreduktion (schlank = attraktiv = liebenswert) auszugleichen.

Im Folgenden eine typische Problemsituation:

Vorhergehende Situation:
Die Mutter hat beim Bäcker für die ganze Familie Kuchen gekauft in Gegenwart der Patientin, die sich nicht dagegen wehren konnte

---

2   Jacobi, C., Paul, T. & Thiel, A. (2004). *Essstörungen. Fortschritte der Psychotherapie, Bd. 24.* Göttingen: Hogrefe.

und deren Gedanken von nun an nur noch um das Kaffeetrinken kreisen:

»Wie schaffe ich es, keinen Kuchen essen zu müssen?«

»Wie kann ich den Kuchen später wieder »ausgleichen?«

»Ich kann schlecht joggen gehen, wenn der Besuch länger da ist.«

Diese Gedanken haben einen maximalen Angstanstieg zur Folge.

S: Familie sitzt an der Kaffeetafel, Mutter animiert zum Kuchenessen.

WP: Eingeengt auf Essen und den kochkalorischen Kuchen.

iV: »Alle achten darauf, dass ich Kuchen esse.«
»Wenn ich den Kuchen esse, setze ich Fett an.«
»Ich will denen zeigen, dass ich gar nichts essen wollte.«
»Ich muss den Kuchen wieder loswerden!«

V1: *mot:* Patientin isst Kuchen betont langsam.
ph: Hohe Anspannung, Erregung, zunehmendes Völlegefühl.
emot: Angst vor Gewichtszunahme wächst, starkes Unbehagen.
kogn: »Wann kann ich endlich rausgehen und erbrechen?«
»Es darf keiner merken, dass ich erbrechen will.«

= **SD** für **V2**

V 2: *mot:* Patientin verlässt bei der ersten Gelegenheit unauffällig den Raum, erbricht in den Abfalleimer in ihrem Zimmer.

K̶K̶i̶-: Erleichterung, aber keine gänzliche Angstreduktion, da zu lange gewartet und nicht vollständig erbrochen.

K̶K̶e̶-: kein Familienmitglied hat etwas mitbekommen.

Kl-: Mangelernährung, körperliche Folgeschäden.

Kl-: Kompensationsversuch Joggen, Hungern am nächsten Tag.

Fazit: Aufrechterhaltend sind vor allem die starke Angst vor der Gewichtszunahme und die negative Verstärkung durch Kontrolle und Kompensationsversuche.

6 Diagnose

Hauptdiagnose: Anorexie Nervosa mit aktiven Maßnahmen zur Gewichtsabnahme (ICD 10: F50.01). Der Gewichtsverlust wurde von der Patientin selbst herbeigeführt durch die Vermeidung hochkalorischer Speisen, durch selbstinduziertes Erbrechen und körperliche Aktivität. Zudem weist Frau E. eine endokrine Störung auf, die sich als Amenorrhoe manifestiert.

Nebendiagnose nach SKID I[3]: leichte depressive Episode (ICD 10: F32.1).

Die Kriterien einer Sozialen Phobie (ICD 10: F40.1) werden nicht vollständig erfüllt.

7 Therapieziele und Prognose

Aufgrund des starken Untergewichts der Patientin ist der Schwerpunkt der Therapie zunächst auf die Behandlung der Anorexia Nervosa zu legen. Zunächst soll abgewartet werden, ob mit der Normalisierung des Essverhaltens eine Verbesserung der Stimmungslage einhergeht. Zum Aufbau selbstsicheren Verhaltens sollen alternative Verhaltens- und Kommunikationsweisen aufgebaut werden, die es ihr ermöglichen, Zuwendung und Beachtung von Freund, Freundin und Eltern auf direkte und angemessene Weise zu erhalten.

Aus der oben dargestellten Problematik ergeben sich folgende Therapieziele:

- Unterlassen der gewichtsreduzierenden Maßnahmen (Erbrechen, Fasten, exzessives Joggen)
- Aufhebung der Mangelernährung durch eine ausgewogene und ausreichende Ernährung
- Verringerung der Angst vor Gewichtszunahme, Veränderung der gestörten Körperwahrnehmung
- Reduzierung des Rückzugsverhaltens, Aufbau sozial kompetenten Verhaltens zum Äußern und Durchsetzen eigener Bedürfnisse
- Aufbau angemessener Verhaltensweisen zum Erlangen sozialer Zuwendung

---

3 Wittchen, H.-U., Wunderlich, U., Gruschwitz, S. & Zaudig, M. (1997). *Strukturiertes Klinisches Interview für DSM-IV, Achse-I (SKID)*. Göttingen: Beltz Test GmbH.

Aufgrund der kurzen Krankheitsdauer von einem Jahr ist die Prognose der Therapie als gut einzuschätzen. Förderlich für die Therapie sind die Reflexionsfähigkeit und Differenziertheit der Patientin; die mögliche Funktionalität der Essstörung (Zuwendung durch Familie und Freunde) könnte die Veränderungsbereitschaft in schwierigen Situationen erschweren.

8   Behandlungsplan

- Erarbeitung und Vermittlung eines Störungsmodells und Vereinbarung daraus resultierender Therapieziele und -schritte
- Auswertung von Essprotokollen (s. Marburger Esstagebuch[4])
- Ernährungs-Konfrontationstraining sensu Tuschen-Caffier und Florin (2002[5]), z. B. Ernährungsplanung, regelmäßige Mahlzeiten, Liste erlaubter und verbotener Lebensmittel, Genussübungen
- Figurexpositionen mit Spiegel und Videoaufnahmen
- Disputation dysfunktionaler Kognitionen in Bezug auf Ernährung, Figur und Reaktionen des Freundeskreises
- Soziales Kompetenztraining mit Rollenspielen zum Äußern und Durchsetzen von Bedürfnissen sowie zur Abgrenzung gegenüber Kritik
- Rückfallprophylaxe, ggf. Einbeziehung von Freund oder Familie

Es wird eine Langzeittherapie mit 45 Behandlungseinheiten beantragt, die zunächst zweimal wöchentlich, gegen Ende der Behandlung in größeren Abständen stattfinden sollen. Für die Figurkonfrontation werden ca. drei bis vier Blocks à zwei bis drei Stunden benötigt.

Münster, den 15.09.2006   N.N., Psychologische
                                            Psychotherapeutin

---

4 Tuschen-Caffier, B., Pook, M. & Hilbert, A. (2006). *Diagnostik von Essstörungen und Adipositas.* Göttingen: Hogrefe.
5 Tuschen-Caffier, B. & Florin, I. (2002). *Teufelskreis Bulimie. Ein Manual zur psychologischen Therapie.* Göttingen: Hogrefe.

Materialien

Im Laufe langjähriger therapeutischer Arbeit mit dem Problemana-lyseansatz haben wir in Zusammenarbeit mit Kolleginnen und Kol-legen zahlreiche Materialien entwickelt bzw. zusammengestellt, von denen sich einige besonders bewährt haben. Diese haben wir im Anhang aufgeführt, damit interessierte Psychotherapeuten sie in ihrer Arbeit nutzen können.

Ihnen stehen diese Materialien auf der Homepage der Psycho-therapie-Ambulanz der Universität Münster auch zum Download zur Verfügung: www.psy.uni-muenster.de/pta

Dokumentationsbogen für Erstgespräch u. Kurzberatungen

Patient/in: .... Therapeut: ....

Datum: .... Uhrzeit: ....
probatorische Sitzung: Ja ☐ Nein ☐

Anliegen:

Suizidalität:

Biographie/aktuelle Lebenssituation:

© Psychotherapie – Ambulanz FB 07, WWU Münster

Persönlicher Eindruck:

Vorläufige Diagnose (+ Stichworte für Patientendatei):

Vorbehandlungen/Medikamente:

Vereinbarungen/To Do:

Schweigepflichtsentbindung ausgefüllt für:

Infomaterial ausgegeben?   Ja: ☐   Nein: ☐

Therapievereinbarung ausgegeben?   Ja: ☐   Nein: ☐

Übersicht und Empfehlungen zur klinischen Standarddiagnostik[1]

Störungsübergreifende Instrumente[2]

SKID-I*	Strukturiertes Klinisches Interview
SKID-II*	SKID, Achse II – Screeningfragebogen
FPL*	Fragebogen zur Person und Lebensgeschichte
FLZ*	Fragebogen zur Lebenszufriedenheit
SCL-90-R*	Symptom-Checkliste

Störungsspezifische Instrumente[2]

Substanzgebrauch

KMF*	Kurzfragebogen zum Medikamentengebrauch + Medikamentenfragebogen
AUDIT*	Alcohol Use Disorder Identification Test
CUDIT*	Cannabis Use Disorder Identification Test

Affektive Störungen

ADS-L	Allgemeine Depressionsskala – Langform
BDI	Beck Depressions Inventar

Panikstörung/Agoraphobie

ACQ	Agoraphobic Cognition Questionnaire
BSQ	Bodysensation Questionnaire
MI	Mobilitätsinventar

Sozialphobie

SPS/SIAS	Social Phobia Scale/Social Interaction Anxiety Scale
UFB	Unsicherheitsfragebogen

Generalisierte Angststörung

WDQ	Worry Domain Questionnaire
PSWQ	Penn State Worry Questionnaire
IoU	Intolerance of Uncertainty
MKF	Metakognitionsfragebogen

---

1 Ein besonderer Dank gilt unserer Kollegin Tanja Andor für die Zusammenstellung dieser Instrumente.
2 Alle Literaturangaben befinden sich im Literaturverzeichnis.

© Psychotherapie – Ambulanz FB 07, WWU Münster

Zwangsstörung

HZI-K	Hamburger Zwangsinventar – Kurzform
Y-BOCS	YALE-Brown Obsession Compulsion Scale

Posttraumatische Belastungsstörung

Impact of Event Scale – deutsch
Fragebogen zu Gedanken nach traumatischen Erlebnissen (PTCI)
Fragebogen zum Umgang mit traumatischen Erlebnissen

Bulimia nervosa

FEV	Fragebogen zum Essverhalten
EDI	Eating Disorder Inventory
FFB	Fragebogen zum Figurbewusstsein
FZE98	Selbsterstellter Fragebogen zur Erfassung der Anzahl der Essanfälle und der Maßnahmen zur Gewichtsreduktion

Somatoforme Störung

SOMS	Screening für Somatoforme Störungen

Paartherapie

PFB	Partnerschaftsfragebogen
PL	Problemliste

Aufschiebeverhalten

APS	Aitken Procrastination Scale – deutsch
APSI	Academic Procrastination State Inventory – deutsch

Wir empfehlen, die mit * versehenen Instrumente standardmäßig vor Beginn einer Psychotherapie einzusetzen.

Fragebogen zur Person und Lebensgeschichte

Dieser Fragebogen soll Ihnen Gelegenheit geben, über das Anfangsgespräch hinaus einen umfassenden Eindruck von Ihren Problemen und Ihrem lebensgeschichtlichen Hintergrund zu vermitteln. Indem Sie die folgenden Fragen möglichst vollständig und genau beantworten, ermöglichen Sie eine gründliche Beschäftigung mit Ihrem Anliegen und erleichtern sogleich zu Beginn die therapeutische Zusammenarbeit.

Es wird Sie interessieren, was mit dieser Information geschieht, zumal die meisten Fragen sehr persönlicher Natur sind. Therapieunterlagen und persönliche Informationen sind absolut vertraulich. Kein Außenstehender (weder nahe Verwandte oder Ihr Hausarzt noch irgendwelche Institutionen) erhält ohne Ihre schriftliche Erlaubnis Zugang zu diesen Informationen. Wenn Sie eine Frage nicht beantworten wollen, so schreiben Sie einfach: »Möchte ich nicht beantworten«. Falls Sie mehr Platz zur Beantwortung brauchen, schreiben Sie bitte auf den leeren Rückseiten weiter.

1. Allgemeine Angaben zur eigenen Person   Datum: ....

Name: ....

Geburtsdatum: .... Geburtsort: ....

Adresse: ....

Telefon: .... E-Mail: ....

Staatsangehörigkeit: .... Muttersprache: ....

Familienstand: ☐ ledig
                          ☐ verheiratet, zusammen lebend
                                        seit .... (Jahreszahl)
                          ☐ verheiratet, getrennt lebend
                                        seit .... (Jahreszahl)
                          ☐ geschieden
                                        seit .... (Jahreszahl)
                          ☐ verwitwet
                                        seit .... (Jahreszahl)
                          ☐ wieder verheiratet
                                        seit .... (Jahreszahl)

© Psychotherapie – Ambulanz FB 07, WWU Münster

Partnerbeziehung: □ alleinstehend
                   □ zeitweilige Beziehung
                   □ feste Beziehung

aktuelle Wohnsituation (Mehrfachantworten möglich):

                   □ alleinlebend
                   □ mit Eltern/Elternteil
                   □ mit Kind/Kindern
                   □ mit Partner/Partnerin
                   □ mit Freunden/Bekannten
                   □ mit sonstigen Personen

Wie zufrieden sind Sie mit Ihrer derzeitigen Wohnsituation?

höchster erreichter   □ kein Abschluss
Schulabschluss: □ Sonderschulabschluss
                      □ Hauptschul-/Volksschulabschluss
                      □ Realschulabschluss/Polytechnische
                        Oberschule
                      □ (Fach-)Abitur
                      □ Hochschulabschluss
                      □ anderer Schulabschluss

erlernter Beruf: ....

ausgeübte Tätigkeit: ....

Berufe, die Sie früher ausübten, bzw. Studienfächer und -orte
in chronologischer Reihenfolge:

Sind Sie mit Ihrer gegenwärtigen beruflichen
Situation/Ihrem Studium zufrieden?   □ ja □ nein

Wenn nein: Weshalb sind Sie unzufrieden?

Was waren Ihre früheren Berufsziele?

Was sind heute Ihre Ziele?

Wie sieht Ihre finanzielle
Situation aus?   ☐ gut   ☐ mittel   ☐ schlecht

Kommen Sie mit dem Ihnen zur
Verfügung stehenden Geld aus?   ☐ ja   ☐ nein

Religionszugehörigkeit: (a) während der Kindheit:

....

(b) heute:

....

Waren bzw. sind Sie religiös aktiv?

(a) während
der Kindheit: ☐ ja   ☐ nein
(b) heute   ☐ ja   ☐ nein

Wenn ja: In welcher Form?

während der Kindheit:

....

heutzutage:

....

2.   Angaben zur Problematik

(a)   Beschreiben Sie bitte mit eigenen Worten Ihre wichtigsten
Probleme und Anliegen:

(b)   Schildern Sie bitte kurz die Geschichte und die Entwick-
      lung Ihrer Probleme (vom Zeitpunkt des Einsetzens bis
      heute):

(c)   Wie häufig treten diese Probleme auf?

(d)   Was sind die jeweiligen Folgen für Sie und/oder andere
      Personen?

(e)   Gibt es Zeiten/Situationen, in denen Ihre Probleme nicht
      oder nur selten auftreten?

(f) Bitte schätzen Sie durch ein Kreuz auf der folgenden Skala ein, für wie schwer Sie Ihre Probleme halten:

leicht   total
störend   unerträglich

(g) Was haben Sie bisher unternommen, um Ihre Probleme zu bewältigen?

(h) Wen haben Sie bis jetzt um Rat gefragt wegen Ihrer momentanen Probleme/Beschwerden?

(i) Vorbehandlungen?   ☐ ja   ☐ nein
Wenn ja: Wann? Wie lange? Wo?
(ggf. Anmerkungen)

(k) Von wem wurden Sie überwiesen bzw. bekamen Sie Informationen über diese Stelle?

© Psychotherapie – Ambulanz FB 07, WWU Münster

3. Familie

(a) Vater: Geburtsjahr: .... Beruf: ....
Gesundheit: ....
Falls verstorben, Ursache: ....
Wann: ....
Wie alt waren Sie? ....

(b) Mutter: Geburtsjahr: .... Beruf: ....
Gesundheit: ....
Falls verstorben, Ursache: ....
Wann: ....
Wie alt waren Sie? ....

(c) Falls Ihre Eltern getrennt leben/geschieden/wieder verheiratet sind, wie alt waren Sie jeweils?

(d) Sind Sie bei Ihren Eltern aufgewachsen? □ ja □ nein
Falls nein: Von wem wurden Sie in welchem
Zeitraum erzogen?

(e) Haben Sie Geschwister? □ ja □ nein

Falls ja: Anzahl der Brüder: .... Alter: ....
Anzahl der Schwestern: .... Alter: ....

(f) Wie würden Sie die Beziehung zwischen Ihnen und Ihren
Geschwistern beschreiben?

früher:

heute:

(g)   Beschreiben Sie die Persönlichkeit Ihres Vaters bzw. der entsprechenden Erziehungsperson:

Wie würden Sie seine Einstellungen Ihnen gegenüber beschreiben?

früher:

heute:

(h)   Beschreiben Sie die Persönlichkeit Ihrer Mutter bzw. der entsprechenden Erziehungsperson:

Wie würden Sie ihre Einstellungen Ihnen gegenüber beschreiben?

früher:

heute:

(i)   Vermitteln Sie einen Eindruck von der Atmosphäre in Ihrem Elternhaus bzw. dem Haus, in dem Sie aufgewachsen sind. Wie kamen Ihre Eltern bzw. Erziehungspersonen miteinander und mit den Kindern aus?

© Psychotherapie – Ambulanz FB 07, WWU Münster

(j) Gab es regelmäßige gemeinsame Mahlzeiten in der Familie? ☐ ja ☐ nein

(k) Gab es gemeinsame Aktivitäten bzw.
Unternehmungen der Familie? ☐ ja ☐ nein
Wenn ja, welche?

(l) Konnten Sie Ihren Eltern bzw. Erziehungspersonen
vertrauen?

(m) Fühlten Sie sich grundsätzlich von Ihren Eltern bzw.
Erziehungspersonen geliebt und akzeptiert?

(n) Wussten Ihre Eltern in Ihrer Kindheit und Jugend
in der Regel,
wo Sie sich aufhielten? ☐ ja ☐ nein
womit Sie sich beschäftigten? ☐ ja ☐ nein

(o) Auf welche Weise sind Sie von Ihren Eltern bestraft
worden?

(p) Auf welche Weise sind Sie von Ihren Eltern belohnt
worden?

(q) Welches Verhältnis haben Sie heute zu Ihrer Familie?

(r) Gibt es Familienangehörige, die an einer psychischen Störung (auch Suchtprobleme) oder schweren Krankheit leiden?   ☐ ja ☐ nein

   Falls ja: Welche Familienmitglieder? ....
   Welche Störungen/Krankheiten? ....

(s) Beziehungen der Familie zur Außenwelt:
   ☐ eher offen   ☐ eher abgeschottet

(t) Bei der folgenden Frage sind Mehrfachantworten möglich:
   Wie waren die Kontakte der Familie speziell
   zur Verwandtschaft?
   ☐ häufig ☐ selten ☐ gut ☐ schlecht
   zu Freunden/Bekannten?
   ☐ häufig ☐ selten ☐ gut ☐ schlecht
   zur Nachbarschaft?
   ☐ häufig ☐ selten ☐ gut ☐ schlecht

(u) Besonderheiten in der Familie, die für die Therapie von Interesse sein könnten:

4. Entwicklungsgeschichte bis heute

4.1 Körperliche und psychosoziale Entwicklung

(a) Gesundheitszustand (Krankheiten, Operationen, Unfälle) während der Kindheit und Jugend:

(b) Ihre Körpergröße: .... Ihr Körpergewicht: ....

(c) Kreuzen Sie bitte an, was von den folgenden Dingen auf Ihre Kindheit zutrifft:
   ☐ Alpträume   ☐ Bettnässen   ☐ Schlafwandeln
   ☐ Daumen lutschen ☐ Nägel kauen   ☐ Stottern
   ☐ Ängste   ☐ Depressionen   ☐ Schulschwierigkeiten
   ☐ glückliche Kindheit ☐ unglückliche Kindheit

(d) Sonstige Auffälligkeiten während der Kindheit:

(e) Spiele, Interessen, Hobbys und sportliche Neigungen
     während der Kindheit und Jugend:

(f) Alter bei Schulbeginn: .... Jahre
     Alter bei Verlassen der Schule: .... Jahre

(h) Stärken in der Schule:
     Schwächen in der Schule:

(i) Beschreiben Sie kurz Ihre religiöse Erziehung:

(j) Wie war der Kontakt zu Ihren Mitschülern/Mitschülerinnen?

(k) Womit konnte oder kann man Sie hänseln? Hatten oder
     haben Sie einen Spitznamen?

(l) Fällt es Ihnen schwer, Freundschaften
     zu schließen?   ☐ ja   ☐ nein

(m) Halten Ihre Freundschaften lange an?   ☐ ja   ☐ nein

(n) Welche Menschen bedeuten Ihnen am meisten in Ihrem
     Leben?

4.2   Sexuelle Entwicklung

(a)   Welche Einstellung haben/hatten Ihre Eltern zur Sexualität?

(b)   Wurde bei Ihnen zu Hause über Sexualität
       gesprochen?   ☐ ja   ☐ nein
       Wenn ja: In welcher Form?

(c)   Wann und durch wen haben Sie zum ersten Mal von
       sexuellen Dingen erfahren? Wie wurden Sie aufgeklärt?

(d)   Wann haben Sie zum ersten Mal sexuelle Interessen verspürt?

(e)   Wie würden Sie Ihre ersten sexuellen Erfahrungen
       beschreiben? (Alter bei erstem sexuellen Kontakt?)

(f)   Hatten Sie früher oder haben Sie heute Ängste oder
       Schuldgefühle aufgrund sexueller Impulse?

(g)   Haben Sie Vergewaltigung, Inzest, sexuellen Missbrauch
       oder andere unangenehme sexuelle Erlebnisse gehabt?

(h) Wie fühlen Sie sich als Mann/Frau?

(i) Sind Sie mit Ihrem momentanen Sexual-
     leben zufrieden?   ☐ ja   ☐ nein
     Falls nein: Warum nicht?

Zur Menstruation

(j) Alter bei erster Menstruation: .... Jahre

(k) Wie haben Sie Ihre erste Menstruation erlebt bzw.
     wie haben Sie darauf reagiert?

(l) Haben Sie einen regelmäßigen Zyklus?   ☐ ja   ☐ nein

(m) Dauer des Zyklus? ....

(n) Empfindungen, Stimmungen und Auffälligkeiten
     im Zusammenhang mit der Menstruation:

5.   Ehe/Partnerschaft

5.1 Falls Sie in einer Ehe oder Partnerschaft leben:

(a) Alter des Partners/der Partnerin: .... Jahre

(b) Seine/ihre Beschäftigung: ....

(c) Wie lange sind Sie als Paar zusammen? ....

(d) Falls verheiratet: Wie lange kannten Sie Ihren Ehepartner
     vor der Eheschließung?
     ....

5.2   Falls Sie nicht in einer Partnerschaft leben:
Wie erleben Sie diese Situation?

5.3   Anmerkungen zur aktuellen familiären Situation:

5.4   Die folgenden Fragen können Sie für Ihre aktuelle Partnerschaft oder – falls passender – für eine frühere bedeutsame Beziehung ausfüllen:

(a)   Welche Wunschvorstellungen verbinden Sie mit einer Partnerschaft?

(b)   Bitte beschreiben Sie kurz die Persönlichkeit Ihres Partners/Ihrer Partnerin mit Ihren eigenen Worten:

(c)   In welchen Bereichen besteht Übereinstimmung zwischen Ihnen und Ihrem Partner/Ihrer Partnerin?

© Psychotherapie – Ambulanz FB 07, WWU Münster

(d)   In welchen Bereichen bestehen Gegensätze?

(e)   Welche konkreten Verhaltensweisen sollte Ihr Partner/Ihre
        Partnerin Ihrer Meinung nach abbauen oder entwickeln,
        um zur Verbesserung der Beziehung beizutragen?

(f)   Welche eigenen Verhaltensweisen würden Sie gerne ver-
        ändern, um die Beziehung zu verbessern?

(g)   Wie sollten Sie sich nach Meinung Ihres Partners/Ihrer
        Partnerin seltener bzw. häufiger verhalten?

(h)   Wie kommt jede(r) von Ihnen mit den Verwandten/Freun-
        den des anderen aus?

(i)   Möchten Sie noch etwas über eventuelle frühere Ehen/
        Partnerschaften sagen?

5.5 Kinder

Haben Sie Kinder? □ ja □ nein

Wenn ja:

Vornamen? (Geschlecht?)	Alter?	Noch im Haushalt lebend?

....

....

....

....

....

....

....

....

Hatten Sie schon einmal eine oder mehrere
Fehlgeburten? □ ja □ nein

Wenn ja, wann? ....

Haben Sie schon einmal eine Schwanger-
schaft abgebrochen? □ ja □ nein

Wenn ja, wann? ....

6. Selbstbeschreibung

(a) Unterstreichen Sie bitte, wie Sie sich selbst sehen:

glücklich • unausgeglichen • misstrauisch • sympathisch •
dumm • naiv • verschlossen • attraktiv • pessimistisch •
einsam • tatkräftig • verletzbar • träge • ängstlich •
nachdenklich • reizbar • optimistisch • selbstsicher •
verschlossen • intelligent • ausgeglichen • energielos •
gesprächig • kritisch • unglücklich • energisch •
unattraktiv • teilnahmslos • aggressiv • gesellig • genau •
eifersüchtig • nachlässig • oberflächlich • ruhelos •
anhänglich • wachsam • beständig • unkonzentriert •
schutzbedürftig • uninteressant • unbefangen •
ausdauernd • hilflos • eifrig • offen • lebendig •
verträumt • tüchtig • freigebig • verkrampft • fröhlich •
selbstunsicher • neugierig

© Psychotherapie – Ambulanz FB 07, WWU Münster

Ergänzungen:

(b) Markieren Sie auf der untenstehenden Linie durch ein Kreuz, wo Sie sich zwischen den folgenden Alternativen einordnen:

•————————————————————•

ich mag mich   ich mag mich nicht

(c) Sonstige Angaben zu Ihrem Gesundheitszustand und Ihrer körperlichen Verfassung:

(d) Würden Sie sagen, dass Sie von irgendetwas abhängig sind (z. B. Alkohol, Arbeit, Essen, Tabletten, Drogen, Beziehungen, Sexualität, Nikotin, Spiel, Fernsehen, Internet)?

(e) Gibt es noch Weiteres, das Sie beunruhigt, das Sie aber bisher noch nicht erwähnt haben?

(f) Benennen Sie Ihre fünf größten Ängste:

1.
2.
3.
4.
5.

(g)   Bitte ergänzen Sie die folgenden Sätze:

- Ich bin ein Mensch, der ...

- Seit meiner Kindheit ...

- Eine der Sachen, auf die ich stolz bin, ist ...

- Es fällt mir schwer zuzugeben, ...

- Eine Art, wie man mir wehtun kann, ist ...

- Mutter war häufig ...

- Was ich von meiner Mutter gebraucht hätte, aber nicht bekommen habe, ist ...

- Vater war häufig ...

- Was ich von meinem Vater gebraucht hätte, aber nicht bekommen habe, ist ...

- Wenn ich nicht Angst hätte, »ich selbst« zu sein, ...

- Eines der Dinge, über die ich mich ärgere, ...

- Was ich von meinem Partner/meiner Partnerin brauche, aber nie erhalten habe, ist ...

- Der Nachteil beim Erwachsenwerden ist ...

- Ein Weg, wie ich mir selber helfen könnte, es aber nicht tue, ist ...

- Einer der Vorzüge dabei, mein Problem zu haben, ist ...

© Psychotherapie – Ambulanz FB 07, WWU Münster

(h)   Zählen Sie Situationen auf, in denen Sie sich entspannt und wohl fühlen:

(i)   Wie verbringen Sie den größten Teil Ihrer Freizeit? Was sind Ihre Hobbys/Interessen?

(j)   Wie sieht es in den Situationen aus, in denen Sie mal die Kontrolle über sich selbst verlieren (z. B. Weinkrampf, Wutanfälle)?

(k)   Welche Körperempfindungen sind besonders angenehm für Sie?

(l)   Welche Körperempfindungen sind besonders unangenehm für Sie?

(m) Beschreiben Sie eine für Sie sehr angenehme Phantasie-
vorstellung:

(n) Beschreiben Sie eine für Sie sehr unangenehme Phantasie-
vorstellung:

(o) Was halten Sie für Ihren irrationalsten Gedanken oder
Ihre unvernünftigste Idee?

(p) Beschreiben Sie eine zwischenmenschliche Situation,
in der Sie sich sehr wohl fühlen:

in der Sie traurig sind oder die Ihnen sehr unangenehm ist:

(q) Stellen Sie sich vor, eine andere Person sollte Sie beschreiben. Was glauben Sie, würden folgende Menschen über
Sie sagen?

Ihr Vater:

© Psychotherapie – Ambulanz FB 07, WWU Münster

Ihre Mutter:

Ihr Partner/Ihre Partnerin:

Ihr bester Freund/Ihre beste Freundin:

Jemand, der Sie nicht leiden kann:

(r) Bitte schreiben Sie jetzt noch alles auf, was dem Thera-
peuten/der Therapeutin zum Verständnis Ihrer Probleme
weiterhelfen könnte, aber durch die bisherigen Fragen
noch nicht abgedeckt ist:

7. **Zur Therapie bzw. zur Beratung**

(a) Wie ist es für Sie, mit einer Therapie bzw. mit psychologischen Gesprächen anzufangen?

(b) Haben Sie bereits Therapieerfahrungen? ☐ ja ☐ nein
Wenn ja, was war für Sie daran besonders wichtig?

(c) Was erhoffen Sie sich von einer Therapie bzw. von psychologischen Gesprächen?

(d) Was würden Sie gerne an Ihrem momentanen *Verhalten* ändern?

(e) Welche *Gefühle* würden Sie gerne verändern?

(f) Welche persönlichen Eigenschaften sollte Ihrer Meinung nach ein guter Therapeut/eine gute Therapeutin haben?

(g) Wie würden Sie eine wünschenswerte Beziehung zu einem Therapeuten/einer Therapeutin beschreiben?

(h) Was kann Ihrer Meinung nach Therapie bzw. psychologische Gespräche für Sie leisten und wie lange sollte(n) sie dauern?

© Psychotherapie – Ambulanz FB 07, WWU Münster

Bogen zur Exploration und Bedingungsanalyse konkreter Verhaltensbeispiele

S	WP IV	V	K
Was kennzeichnet die vorausgehende innere und äußere Situation?	Worauf ist die Wahrnehmung ausgerichtet? Wie werden die Informationen verarbeitet? (Einschätzung der Situation, Bedeutungszuschreibung, Bewertungen, Vorhaben)	Wie sieht das konkrete Verhalten aus? (Tun/Äußerungen, Erleben, Körperempfindungen, Gedanken, Vorstellungen)	Welche positiven und negativen Konsequenzen hat das Verhalten? Was wird dadurch vermieden? (innere/äußere, kurz- und langfristige)
S'	**WP' IV'**	**V'**	**K'**
Unter welchen Situationsbedingungen ist Alternativverhalten möglich?	Welche inneren Voraussetzungen sind dafür nötig?	Wie sieht das gewünschte Alternativverhalten aus?	Welche Folge hätte/hat das Alternativverhalten?

Protokollbogen für Psychotherapiesitzungen

Patient/in: .... Therapeut: ....

Datum: .... Uhrzeit: .... Sitzung Nr.: ....

Umsetzung v. Absprachen u. Aufgaben der letzten Sitzung;
zwischenzeitliche Veränderungen:

Ziele/Behandlungsschwerpunkt:

Verlauf der Sitzung (Inhalte, Interventionen, Ergebnisse):

Neue Informationen/Hypothesen:

Therapeutische Beziehung/Interaktion:

Neue Therapieaufgaben/Absprachen:

Planung der nächsten Sitzung/zu erledigen:

© Psychotherapie – Ambulanz FB 07, WWU Münster

Zwischenbilanz: Fragen zur Standortbestimmung

Sie können für jeden Problembereich eine *Skala zur Standortbestimmung bilden*, in dem Sie sich fragen:

1. Wie ging es mir, als das Problem am schlimmsten war?
   Wählen Sie für diesen Stand den Wert 0

2. Wie wird es mir gehen, wenn das Problem vollkommen gelöst ist?
   Wählen Sie für diesen Stand den Wert 10

Zur *Standortbestimmung* benutzen Sie nun diese Skala von 0 bis 10:

3. Wo standen Sie, als Sie in der Therapie begannen, sich mit dem Problem zu befassen?

4. Wo stehen Sie im Moment? Was genau ist jetzt anders?

5. Was war zwischenzeitlich Ihr bester Wert?

6. Wodurch kam es zu Fortschritten? Wodurch zu Rückschritten?

7. Wieweit möchten Sie im Rahmen der Therapie/ in der Zeit bis .... auf der Skala kommen?

Patientenfragebogen zum Therapieabschluss

(1) Für welche Probleme haben Sie anfangs Beratung oder
     Therapie gesucht?

(2) Welche Ziele hatten Sie sich für die Beratung bzw.
     Therapie gesetzt?

(3) Welche Fortschritte haben Sie im Hinblick auf Ihre Ziele
     – und gegebenenfalls darüber hinaus – gemacht?

(4) Was haben Sie im Einzelnen gelernt?

     (a) Was machen Sie inzwischen anders?

     (b) Worüber denken Sie inzwischen anders?

     (c) Was empfinden Sie inzwischen anders?

(5) Welche Erfahrung ist für Sie abschließend besonders wichtig?

© Psychotherapie – Ambulanz FB 07, WWU Münster

(6) Was war im therapeutischen Vorgehen für Sie hilfreich? Was eher hinderlich?

(7) Was war im therapeutischen Vorgehen für Sie hinderlich und ungünstig? Was hätten Sie sich anders gewünscht?

(8) Was haben Sie selber zum Therapieerfolg beigetragen?

(9) Was an Ihrem eigenen Verhalten beurteilen Sie im Nachhinein als hinderlich oder ungünstig? Was würden Sie heute anders machen?

(10) Wie können Sie die Fortschritte nach Abschluss der Beratung/ Therapie aufrechterhalten und festigen? Auf welche Bereiche in Ihrem Alltag können Sie sie eventuell übertragen?

(11) Wo sind Sie mit dem Erreichten noch nicht zufrieden? An welchen Zielen wollen Sie noch weiter arbeiten?

(12) Was werden Sie tun, um »dran« zu bleiben? Wie wollen Sie vorgehen? Wie können Sie sich motivieren?

Bitte geben Sie auf der folgenden Seite an, wie Sie sich heute im Vergleich zum Beginn der Therapie in verschiedenen Lebensbereichen fühlen.
Kreuzen Sie bei den nachfolgenden Skalen jeweils die Zahl an, die am besten auf Sie zutrifft.

Therapieerfolg

Im Vergleich zum Beginn der Therapie fühle ich mich:

```
1 ----------- 2 ----------- 3 ---------- 4 ----------- 5 ----------- 6 ---------- 7
sehr viel    viel      etwas    unver-     etwas      viel     sehr viel
besser      besser    besser    ändert   schlechter schlechter schlechter
```

Arbeit oder Ausbildung

Inwiefern fühlen Sie sich gegenwärtig durch die Probleme, deretwegen Sie die Behandlung aufgesucht haben, bei der Arbeit oder in der Ausbildung noch beeinträchtig?
(Falls Sie keine Vollzeit- oder Teilzeitarbeit haben und auch nicht in einer Ausbildung sind, streichen Sie bitte die ganze Skala durch.)

```
0 ---------------- 1 ---------------- 2 ---------------- 3 ---------------- 4
gar nicht    ein wenig      mäßig       schwer     sehr schwer/
                                                   kann nicht
                                                   arbeiten
```

Freizeit bzw. Sozialleben

Inwiefern fühlen Sie sich gegenwärtig durch die Probleme, deretwegen Sie die Behandlung aufgesucht haben, bei Freizeitaktivitäten noch beeinträchtigt?
(Beispiele: Zusammenkünfte mit Freunden, Feste, Ausgehen, Unterhaltung, Kino, Konzerte, Besuche, Vereine, Sport, Urlaub etc.)

```
0 ---------------- 1 ---------------- 2 ---------------- 3 ---------------- 4
gar nicht    ein wenig      mäßig       schwer     sehr schwer
```

Familienleben und häusliche Pflichten

Inwiefern fühlen Sie sich gegenwärtig durch die Probleme, deretwegen Sie die Behandlung aufgesucht haben, im Familienleben oder in häuslichen Pflichten noch beeinträchtigt?
(Beispiele: Verhältnis zu anderen Familienmitgliedern, Hausarbeiten, Rechnungen bezahlen, Einkaufen, Besorgungen machen oder Saubermachen etc.)

```
0 ---------------- 1 ---------------- 2 ---------------- 3 ---------------- 4
gar nicht    ein wenig      mäßig       schwer     sehr schwer
```

Therapieabschlussbericht (»Epikrise«)

Patient/in: .... Therapeut: ....

Diagnose nach ICD 10 (in Ziffern und Worten): ....

....

....

Behandlung von: .... bis: .... Anzahl Sitzungen: ....

Beschwerden und Symptome zu Beginn der Behandlung:

Relevante Daten der Vorgeschichte:

Vorbehandlungen:

Angaben zur Therapie (Ziele, Verfahren, begleitende Massnahmen, Ergebnisse, Zielerreichung, verbleibende Defizite):

Ergebnisse der Prä-/Post-Diagnostik:

Empfehlungen/Vereinbarungen zum weiteren selbständigen
Vorgehen, Massnahmen zur Motivierung, Stabilisierung, Rückfallprophylaxe:

Prognose:

© Psychotherapie – Ambulanz FB 07, WWU Münster

Verzeichnis der Fragebögen

Störungsübergreifend	
SKID-I	Wittchen, H.-U., Wunderlich, U., Gruschwitz, S. & Zaudig, M. (1997)
SKID-II	Wittchen, H.-U., Zaudig, M., Fydrich, T., Renneberg, B. & Schmitz, B. (in Vorbereitung)
FPL	Psychotherapie-Ambulanz FB 07, WWU Münster (2007)
FLZ	Fahrenberg, J., Myrtek, M., Schumacher, J. & Brähler, E. (2000)
SCL-90-R	Franke, G. H. (1995)
PFB	Psychotherapie-Ambulanz FB 07, WWU Münster (2007)
ADHS	
ADHS-SB	Rösler, M., Retz, W., Retz-Junginger, P., Thome, J., Supprian, T., Nissen, T., Stieglitz, R., Blocher, D., Hengesch, G. & Trott, G.E. (2004)
WURS-K	Retz-Junginger, P., Retz, W., Blocher, D., Weijers, H., Trott, G., Wender, P. H. & Rösler, M. (2002)
Affektive Störungen	
ADS-L	Hautzinger, M. & Bailer, M. (1993)
BDI	Hautzinger, M., Bailer, M., Worall, H. & Keller, F. (1995)
Aufschiebeverhalten	
APS	Helmke, A. & Schrader, F.-W. (2000)
APSI	Helmke, A. & Schrader, F.-W. (2000)

Bulimia nervosa	
FEV	Pudel, V. & Westenhöfer, J. (1989)
EDI 2	Thiel, A., Jacobi, C., Horstmann, S., Paul, T., Nutzinger, D.O., Schüßler, G. (1997)
FFB	Waadt, S. Laessle, R.G. & Pirke, K.M. (1992)
Generalisierte Angststörung	
WDQ	Stöber, J. (1995); engl. Vers.: Tallis, F., Eysenck, M.W. & Mathews, A. (1992)
PSWQ	Meyer, T. J., Miller, M. L., Metzger, R. L. & Borkovec, T. D. (1990)
UI-18	Gerlach, A., Andor, T. & Patzelt, J. (im Druck)
MKF	Möbius, J. & Hoyer, J. (2003)
Paartherapie	
PFB	Hahlweg, K. (1996) (FPD)
PL	Hahlweg, K. (1996) (FPD)
Panikstörung/Agoraphobie	
ACQ	Ehlers, A. & Margraf, J. (1993)
BSQ	Ehlers, A. & Margraf, J. (1993)
MI	Ehlers, A. & Margraf, J. (1993)
PTBS	
Impact of Event Scale	Maercker, A. & Schützwohl, M. (1998)
FB zu Gedanken nach traumatischen Erlebnissen	Ehlers, A. & Boos, A. (2000)
FB zum Umgang mit traumatischen Erlebnissen	Ehlers, A. & Boos, A. (2000)

Prüfungsangst

TAI	Spielberger, C.D. (1980)

Schmerz

FESV	Geissner, E. (2001)
PDI	Dillmann, U., Nilges, P., Saile, H. & Gerbershagen, H.U. (1994)
SES	Geissner, E. (1996)

Somatoforme Störung

SOMS	Rief, W., Hiller, W. & Heuser, J. (1997)

Sozialphobie

SPS/SIAS	Stangier, U., Heidenreich, T., Berardi, A., Golbs U. & Hoyer, J. (1999)
UFB	Behzadi, B. (1983)
FSSS	Kolbeck, S. (Jahr unbekannt)

Substanzgebrauch

KMF	Rist, F., Watzl, H., Höcker, W. & Miehle, K. (1991)
AUDIT	Rist, F., Scheuren, B., Demmel, R., Hagen, J. & Aulhorn, I. (2003)
CUDIT	Adamson, S. J. & Sellman, D. (2003)

Zwangsstörung

HZI-K	Klepsch, R., Zaworka, I., Lünenschloss, K. & Jauernig, G. (1993)
Y-BOCS	Büttner-Westphal, H. & Hand, I. (1991)

Literatur

Abramowitz, J. (1997). Effectiveness of psychological and pharmacological treatments for obsessive-compulsive disorder: A quantitative review. *Journal of Consulting and Clinical Psychology*, *65*, 44–52.

Adamson, S. J. & Sellman, D. (2003). A prototype screening instrument for cannabis use disorder: The Cannabis Use Disorders Identification Test (CUDIT) in an alcohol-dependent clinical sample. *Drug and Alcohol Review*, *22*, 309–315.

Arbeitsgemeinschaft für Methodik und Dokumentation in der Psychiatrie (Hrsg.). (2006). *Das AMDP-System. Manual zur Dokumentation psychiatrischer Befunde* (8. Aufl.). Göttingen: Hogrefe.

Bandura, A. (1977). Self-efficacy: Toward a unifying theory of behavioral change. *Psychological Review*, 1984(2), 191–215.

Bartling, G. & Echelmeyer, L. (1996). Von der Klassik zur Moderne: Problemanalyse nach dem »Münster-Leitfaden«. In H. Reinecker, D. Schmelzer (Hrsg.), *Verhaltenstherapie, Selbstregulation, Selbstmanagement: Frederick H. Kanfer zum 70. Geburtstag* (S. 165–184). Göttingen: Hogrefe.

Bartling, G., Echelmeyer, L., Engberding, M. & Krause, R. (1980). *Problemanalyse im therapeutischen Prozeß*. Stuttgart: Kohlhammer.

Bartling, G., Fiegenbaum W. & Krause, R. (1980 b). *Reizüberflutung. Theorie und Praxis*. Stuttgart: Kohlhammer.

Bartling, G., Echelmeyer, L. & Engberding, M. (1987). Die Rolle innerer Verarbeitungsprozesse in der Analyse von Handlungsabläufen. In F. Caspar (Hrsg.), *Problemanalyse in der Psychotherapie. Bestandsaufnahme und Perspektiven* (Forum für Verhaltenstherapie und psychosoziale Praxis; 13). Tübingen: dgvt-Verlag.

Baumann, U. & Perrez, M. (Hrsg.). (2005). *Lehrbuch Klinische Psychologie – Psychotherapie. Klassifikation, Diagnostik, Ätiologie, Intervention.* (3. Aufl.). Bern: Hans Huber.

Beck, A.T. (1976). *Cognitive therapy and the emotional disorders*. New York: International University Press.

Beck, A. T., Rush, A. J., Shaw, B. F. & Emery, G. (1992). *Kognitive Therapie der Depression* (3. Aufl.). Weinheim: Beltz PVU.

Behzadi, B. (1983). Unsicherheitsfragebogen (UFB). *Diagnostica*, *32*(2), 168–170.

Belschner, W., Dross, M., Hoffmann, M. & Schulze, Ch. (1979). Sozialangst und Normunsicherheit als Vorläufer von Zwangsverhalten. Ein Resümee aus der ambulanten Behandlung von Zwangsverhalten. In D. Kallinke, R. Lutz, R. W. Ramsay (Hrsg.), *Die Behandlung von Zwängen. Eine verhaltenstherapeutische Kontroverse* (S. 175–188). München: Urban & Schwarzenberg.

Bertelmann, M., Jansen, J. & Fehling, A. (1996). Qualitätsmanagement in der psychotherapeutischen Praxis. *Report Psychologie, 11/12,* 892–901.

Brähler, E., Schumacher, J. & Strauß, B. (Hrsg.). (2003). *Diagnostische Verfahren in der Psychotherapie* (2. Aufl.). Göttingen: Hogrefe.

Büttner-Westphal, H. & Hand, I. (1991). Die deutsche Fassung der Yale-Brown Obsessive Compulsive Scale (Y-BOCS). *Verhaltenstherapie, 1,* 226–233.

Caspar, F. (Hrsg.). (1996a). *Psychotherapeutische Problemanalyse* (Forum für Verhaltenstherapie und psychosoziale Praxis; Bd. 23).Tübingen: dgvt-Verlag.

Caspar, F. (1996b). Was ist aus der guten alten Verhaltensanalyse geworden? In F. Caspar (Hrsg.), *Psychotherapeutische Problemanalyse* (Forum für Verhaltenstherapie und psychosoziale Praxis; Bd. 23).Tübingen: dgvt-Verlag.

Caspar, F. (2007). *Beziehungen und Probleme verstehen. Eine Einführung in die psychotherapeutische Plananalyse* (3. Aufl.). Bern: Huber.

Caspar, F. & Grawe, K. (1981). Widerstand in der Verhaltenstherapie. In H. Petzold (Hrsg.), *Der Widerstand: Ein strittiges Konzept in der Psychotherapie* (S. 349 – 384). Paderborn: Junfermann.

Cartwright-Hatton, S. & Wells, A. (1997). Beliefs about worry and intrusions: The Meta-Cognitions Questionnaire and its correlates. *Journal of Anxiety Disorders, 11,* 279–296.

Clauss, G., Kulka, H., Lompscher, J., Roesler, H.-D., Timpe, K.-P. & Vorwerg, G. (Hrsg.). (1976). *Wörterbuch der Psychologie* (S. 402). Köln: Pahl-Rugenstein.

Deneke, H. & Kröner-Herwig, B. (2000). *Kopfschmerztherapie mit Kindern und Jugendlichen. Ein Trainingsprogramm.* Göttingen: Hogrefe.

de Shazer, S. (2006). *Der Dreh. Überraschende Wendungen und Lösungen in der Kurzzeittherapie* (9. Aufl.). Heidelberg: Carl-Auer-Systeme.

Diel, F. & Gibis, B. (2005). *QEP Qualitätsziel-Katalog kompakt.* Köln: Deutscher Ärzte-Verlag.

Dilling, H., Mombour, W. & Schmidt, M. H. (Hrsg.). (2004). *ICD–10: Internationale Klassifikation psychischer Störungen, Kapitel V (F); Klinisch-diagnostische Leitlinien/Weltgesundheitsorganisation* (5. Aufl.). Bern: Huber.

Dirksmeier, C. (1991). *Erfassung von Problemlösefähigkeit. Konstruktion und erste Validierung eines Diagnostischen Inventars.* Münster/New York: Waxmann.

Döpfner, M. & Lehmkuhl, G. (1998). *Diagnostik-System für psychische Störungen im Kindes- und Jugendalter nach ICD-10 und DSM-IV (DISYPS-KJ).* Bern: Huber.

Döpfner, M., Berner, W., Flechtner, H., Lehmkuhl, G. & Steinhausen, H. C. (1999). *Psychopathologisches Befund-System für Kinder und Jugendliche (CASCAP-D).*Göttingen: Hogrefe.

Dörner, D. (1994). *Problemlösen als Informationsverarbeitung* (2. Aufl.). Stuttgart: Kohlhammer.

Dörner, D. (2003). *Die Logik des Mißlingens. Strategisches Denken in komplexen Situationen* (5. Aufl.). Reinbek: Rowohlt.

D'Zurilla, T. J. & Goldfried, M. R. (1971). Problem solving and behavior modification. *Journal of Abnormal Psychology, 78,* 107–126.

Echelmeyer, L. & Engberding, M. (1984). Ein Modell der Handlungsregulation für den Problemlöseprozeß in der Depressionstherapie. In EWH Rheinland-Pfalz (Hrsg.), *Studien zur Handlungstheorie und Psychotherapie* (Bd. 2). Landau: EWH Rheinland-Pfalz.

Edelmann, W. (2000). *Lernpsychologie* (6. Aufl.). Weinheim: Beltz PVU.

Ehlers, A. & Margraf, J. (1993). AKV. Fragebogen zu körperbezogenen Ängsten, Kognitionen und Vermeidung. Fragebogen zur Angst vor körperlichen Symptomen (BSQ). Fragebogen zu angstbezogenen Kognitionen (ACQ). Mobilitäts-Inventar (MI) (Testmappe mit Manual und je 20 Fragebögen ACQ, BSQ und MI). Weinheim: Beltz.

Ellis, A. (1977). *Die rational-emotive Therapie: Das innere Selbstgespräch bei seelischen Problemen und seine Veränderung.* München: Pfeiffer.

Engberding, M. (1996). Problemlösen – Ein Orientierungsmodell für Analyse und Therapie psychischer Störungen. In F. Caspar (Hrsg.), *Psychotherapeutische Problemanalyse* (Forum für Verhaltenstherapie und psychosoziale Praxis, Bd. 23; S. 87–131). Tübingen: dgvt-Verlag.

Fahrenberg, J., Myrtek, M., Schumacher, J. & Brähler, E. (2000). *Fragebogen zur Lebenszufriedenheit (FLZ).* Göttingen: Hogrefe.

Fiedler, P. A. (1997). Therapieplanung in der modernen Verhaltenstherapie. Von der allgemeinen zur phänomen- und störungsspezifischen Behandlung. *Verhaltenstherapie und Verhaltensmedizin, 18*(1).

Försterling, F. (2006). Attribution. In H.W. Bierhoff & D. Frey (Hrsg.). *Handbuch der Psychologie* (S. 354–362) Göttingen: Hogrefe.

Frank, R. (1997). Qualitätssicherung durch Psychotherapie-Supervision. In A.-R. Laireiter & H. Vogel (Hrsg.), *Qualitätssicherung von Psychotherapie – Ein Werkstattbuch.* Tübingen: dgvt-Verlag.

Frank, U. & Fiegenbaum, W. (1994). Therapieerfolgsmessung in der psychotherapeutischen Praxis. *Zeitschrift für Klinische Psychologie, 23*(4), 268–275.

Franke, G. H. (1995). *Symptom-Checkliste von Derogatis – Deutsche Version (SCL-90-R).* Göttingen: Beltz Test GmbH.

Franke, G. H. (2000). *Brief Symptom Inventory (BSI).* Göttingen: Beltz Test GmbH.

Fydrich, T. (in Vorbereitung). *Basis- und Verlaufsdokumentation. BaVD. Ambulante Psychotherapie.* Göttingen: Hogrefe Testzentrale.

Fydrich, T., Laireiter, A.-R., Saile, H. & Engberding, M. (1996). Diagnostik und Evaluation in der Psychotherapie: Empfehlungen zur Standardisierung. *Zeitschrift für Klinische Psychologie, 25* (2), 161–168.

Fydrich, T., Renneberg, B., Schmitz, B. & Wittchen, H.-U. (1997). *Strukturiertes Klinisches Interview für DSM-IV, Achse II: Persönlichkeitsstörungen.* Göttingen: Hogrefe.

Goschke, T. (2002). Volition und kognitive Kontrolle. In J. Müsseler & W. Prinz (Hrsg.), *Allgemeine Psychologie* (S. 270–335). Heidelberg: Spektrum Akademischer Verlag.

Grawe K. (1987). Psychotherapie als Entwicklungsstimulation von Schemata – ein Prozess mit nicht voraussehbarem Ausgang. In F. Caspar (Hrsg.), Problemanalyse in der Psychotherapie. Bestandsaufnahme und Perspektiven. *Forum für Verhaltenstherapie und psychosoziale Praxis, 13,* 72–87.

Grawe, K. & Braun, U. (1994). Qualitätskontrolle in der Psychotherapiepraxis. *Zeitschrift für Klinische Psychologie, 23* (4), 242–267.

Grawe, K. & Caspar, F. (1984). Plananalyse als Konzept und Instrument für die Psychotherapieforschung. In U. Baumann (Hrsg.), *Psychotherapie: Makro- und Mikroperspektiven* (S. 177–197). Göttingen: Hogrefe.

Grawe, K., Donati, R. & Bernauer, F. (2001). *Psychotherapie im Wandel. Von der Konfession zur Profession* (5. Aufl.). Göttingen: Hogrefe.

Grawe, K., Grawe-Gerber, M., Heiniger, B., Ambühl, H. & Caspar, F. (1996). Schematheoretische Fallkonzeption und Therapieplanung. In F. Caspar (Hrsg.), *Psychotherapeutische Problemanalyse* (Forum für Verhaltenstherapie und psychosoziale Praxis, Bd. 23; S.189–224). Tübingen: dgvt-Verlag.

Greve, W. (1993). Ziele therapeutischer Interventionen: Probleme der Bestimmung, Ansätze der Beschreibung, Möglichkeiten der Begründung und Kritik. *Zeitschrift für Klinische Psychologie, 22,* 347–373.

Groeben, N. (1986). *Handeln, Tun, Verhalten als Einheiten einer verstehend-erklärenden Psychologie. Wissenschaftstheoretischer·Überblick und Programmentwurf zur Integration von Hermeneutik und Empirismus.* Tübingen: Francke.

Groeben, N. & Scheele, B. (1977). *Argumente für eine Psychologie des reflexiven Subjekts.* Darmstadt: Steinkopff.

Grosse-Holtforth, M. & Grawe, K. (2002). *FAMOS Fragebogen zur Analyse Motivationaler Schemata.* Göttingen: Hogrefe.

Grosse-Holtforth, M., Grawe, K. & Tamcan, O. (2004). *INK. Inkongruenzfragebogen.* Goettingen: Hogrefe.

Guerney, B. & Stollak, G. E. (1965). Problems in living, psychotherapy process research and an autoanalytic method. *Journal of Consulting Psychology, 29*(6), 581–585.

Härter, M., Linster, H. W. & Stieglitz, R.-D. (Hrsg.). (2003). *Qualitätsmanagement in der Psychotherapie. Grundlagen, Methoden und Anwendung.* Göttingen: Hogrefe.

Hahlweg, K. (1996). *Fragebogen zur Partnerschaftsdiagnostik.* Göttingen: Hogrefe.

Hand, I. & Bütter-Westphal, H. (1991). *Die Yale-Brown Obsessive Compulsive Scale: Ein halbstrukturiertes Interview zur Beurteilung des Schweregrades von Denk- und Handlungszwängen. Verhaltenstherapie, 1,* 223–225.

Hand, I. (1989). Verhaltenstherapie bei schweren Phobien und Panik – psychologische und medizinische Aspekte. In I. Hand & H.-U. Wittchen (Hrsg.), *Verhaltenstherapie in der Medizin* (S. 42–61). Berlin: Springer.

Hautzinger, M. & Bailer, M. (1993). *Allgemeine Depressions Skala (ADS).* Weinheim: Beltz Test GmbH.

Hautzinger, M., Bailer, M., Worall, H. & Keller, F. (1995). *Beck-Depressions-Inventar (BDI)* (2. Aufl.). Bern: Huber.

Helbig, S. & Fehm, L. (2005). Der Einsatz von Hausaufgaben in der Psychotherapie. Empfehlungen und ihre empirische Fundierung. *Psychotherapeut, 50*(2), 122–128.

Helmke, A. & Schrader, F.-W. (2000). Procrastination im Studium – Erscheinungsformen und motivationale Bedingungen. In U. Schiefele & K.-P. Wild (Hrsg.), *Interesse und Lernmotivation. Untersuchungen zu Entwicklung, Förderung und Wirkung* (S. 207–225). Münster: Waxmann.

Hoffmann, M. (1978). Zur Genese von Verhaltensstörungen aufgrund fehlgeschlagener Problemlösestrategien. *Mitteilungen der DGVT, Sonderheft I: Fortschritte in der Verhaltenstherapie*, 139–152.

Hoyer, J. & Möbius, J. (2003). Meta-Kognitions-Fragebogen. In J. Hoyer & J. Margraf (Hrsg.), *Angstdiagnostik, Grundlagen und Testverfahren* (S. 485–489). Berlin: Springer.

Jacobi, C., Paul, T. & Thiel, A. (2004). *Essstörungen. Fortschritte der Psychotherapie* (Bd. 24). Göttingen: Hogrefe.

Kämmerer, A. (1983). *Die therapeutische Strategie »Problemlösen« – theoretische und empirische Perspektiven in ihrer Anwendung in der kognitiven Psychotherapie*. Münster: Aschendorff.

Kaiser, P. (Hrsg.). (2000). *Partnerschaft und Paartherapie*. Göttingen: Hogrefe.

Kanfer, F. H. & Saslow, G. (1976). Verhaltenstheoretische Diagnostik. In D. Schulte (Hrsg.), *Diagnostik in der Verhaltenstherapie* (S. 24–59). München: Urban & Schwarzenberg.

Kanfer, F. H., Reinecker, H. & Schmelzer, D. (2004). *Selbstmanagement-Therapie. Ein Lehrbuch für die klinische Praxis* (4. Aufl.). Berlin: Springer.

Klepsch, R., Zaworka, I., Lünenschloss, K. & Jauernig, G. (1993). *Hamburger Zwangsinventar – Kurzform (HZI-K)*. Weinheim: Beltz Test GmbH.

Klix, F. (1993). *Information und Verhalten*. Bern: Huber.

Kuhl, J. & Beckmann, J. (Eds.). (1994). *Volitions and Personality*. Göttingen: Hogrefe.

Laireiter, A.-R. (1994). Dokumentation psychotherapeutischer Fallverläufe. *Zeitschrift für Klinische Psychologie, 23*(4), 236–241.

Laireiter, A.-R. & Baumann, U. (1996). Dokumentation von Verhaltenstherapie. In J. Margraf (Hrsg.), *Lehrbuch der Verhaltenstherapie* (Bd. 1; S. 499–524). Berlin: Springer.

Laireiter, A.-R. & Vogel, H. (Hrsg.). (1997). *Qualitätssicherung von Psychotherapie – Ein Werkstattbuch*. Tübingen: dgvt-Verlag.

Lakatos, A. & Reinecker, H. (2007). *Kognitive Verhaltenstherapie bei Zwangsstörungen. Ein Therapiemanual* (3. Aufl.). Göttingen: Hogrefe.

Lazarus, A. A. (1978). *Multimodale Verhaltenstherapie* (Multimodal behavior therapy, 1976). Frankfurt am Main: Fachbuchhandlung für Psychologie.

Linden, M. & Hautzinger, M. (Hrsg.). (2008). *Psychotherapie-Manual. Sammlung psychotherapeutischer Techniken und Einzelverfahren* (6. Aufl.). Berlin: Springer.

Lohmann, B. (2001). *Effiziente Supervision. Praxisorientierter Leitfaden für Einzel- und Gruppensupervision*. Baltmannsweiler: Schneider Hohengehren.

Lüthy, A. & Dannmaier, G. (2006). *KTQ für Praxen und MVZ – schnell einsteigen und Qualität gewinnen.* Berlin: Deutsche Krankenhaus Verlagsgesellschaft mbH.

Maerker, A. & Schützwohl, M. (1998). Erfassung von psychischen Belastungsfolgen: Die Impact of Event-Skala – revidierte Version. *Diagnostica, 44,* 130–141.

Margraf, J. (Hrsg.). (2000). *Lehrbuch der Verhaltenstherapie* (Band 1 und 2; 2. Aufl.). Berlin: Springer.

Margraf, J. & Schneider, S. (1997). *Panik* (3. Aufl.). Berlin: Springer.

Marks, I. M. (1987). *Fears, phobias, and rituals. Panic, anxiety, and their disorders.* New York: Oxford University Press.

Marx, E. (1988). Problem solving therapy. In N. W. Fraser (Ed.), *New Developments in Clinical Psychology* (Vol. 2, pp. 35–53). Chichester: John Wiley (BPS Books).

Meichenbaum, D. (1995). *Kognitive Verhaltensmodifikation.* Weinheim: Beltz PVU.

Michalak, U. & Vielhaber, N. (1996). Ansatzpunkte und Strategien zur Förderung von Veränderungsmotivation. In H. Reinecker & D. Schmelzer (Hrsg.), *Verhaltenstherapie, Selbstregulation, Selbstmanagement. Frederick H. Kanfer zum 70. Geburtstag* (S. 145–164). Göttingen: Hogrefe.

Miller, G. A., Galanter, E. H. & Pribram, K. H. (1973). *Strategien des Handelns. Pläne und Strukturen des Verhaltens* (Plans and the structure of behavior, 1960). Stuttgart: Klett.

Müsseler, J. & Prinz, W. (2002). *Allgemeine Psychologie.* Heidelberg: Spektrum Akademischer Verlag.

Petermann, F., Kusch, M. & Niebank, K. (1998). *Entwicklungspsychopathologie.* Weinheim: Beltz PVU.

Pudel, V. & Westenhöfer, J. (1989). *Fragebogen zum Essverhalten (FEV).* Göttingen: Hogrefe.

Reinecker, H. (Hrsg.). (2003). *Lehrbuch der Klinischen Psychologie und Psychotherapie. Modelle psychischer Störungen.* (4. Aufl.). Göttingen: Hogrefe.

Rief, W., Hiller, W. & Heuser, J. (1997). *Screening für Somatoforme Störungen (SOMS).* Bern: Huber.

Richter, R. (1994). Qualitätssicherung in der Psychotherapie. *Zeitschrift für Klinische Psychologie, 23*(4), 233–235.

Rist, F., Scheuren, B., Demmel, R., Hagen, J. & Aulhorn, I. (2003). *(Der Münsteraner) Alcohol Use Disorders Identification Test.* Mannheim: Elektronisches Handbuch zu Erhebungsinstrumenten im Suchtbereich – EHES. Version 3.00.

Rist, F., Watzl, H., Höcker, W. & Miehle, K. (1991). Entwicklung eines Fragebogens zur Erfassung von Medikamentenmissbrauch bei Suchtpatienten. In H. Lieb (Hrsg.), *Sucht und Psychosomatik: Beiträge des 3. Heidelberger Kongresses.* Bonn: Nagel.

Salkovskis, P. M. & Warwick, H. M. (1988). Cognitive therapy of obsessive-compulsive disorder. In C. Perris; I. M. Blackburn & H. Perris (Eds.), *Cognitive Psychotherapy – Theory and Practice.* Berlin: Springer.

Saß, H., Wittchen, H.-U. & Zaudig, M. (2003). *Diagnostisches und Statistisches Manual Pychischer Störungen. Textrevision.* Göttingen: Hogrefe.

Schindler, L. (1991). *Die empirische Analyse der therapeutischen Beziehung. Beiträge zur Prozeßforschung in der Verhaltenstherapie* (Lehr- und Forschungstexte Psychologie 41). Berlin/Heidelberg: Springer.

Schneider, S., In-Albon, T. & Margraf, J. (2005). *Diagnostisches Interview bei psychischen Störungen (DIPS)* (3. Aufl.). Berlin: Springer.

Schulte, D. (1976). Ein Schema für Diagnose und Therapieplanung in der Verhaltenstherapie. In D. Schulte (Hrsg.), *Diagnostik in der Verhaltenstherapie* (S. 75–104). München: Urban & Schwarzenberg.

Schulte, D. (1993). Wie soll Psychotherapieerfolg gemessen werden? *Zeitschrift für Klinische Psychologie, 22,* 374–393.

Schulte, D. (1998). *Therapieplanung* (2. Aufl.). Göttingen: Hogrefe.

Schulte, D., Grawe, K., Hahlweg, K. & Vaitl, D. (Hrsg.). (1998). *Fortschritte der Psychotherapie – Manuale für die Praxis.* Göttingen: Hogrefe.

Shelton, J. L. & Ackerman, J. M. (1978). *Verhaltensanweisungen. Hausaufgaben in der Beratung und Psychotherapie.* München: Pfeiffer.

Stangier, U., Heidenreich, T., Berardi, A., Golbs U. & Hoyer, J. (1999). Die Erfassung sozialer Phobie durch die Social Interaction Anxiety Scale (SIAS) und die Social Phobia Scale (SPS). *Zeitschrift für klinische Psychologie, 28*(1), 28–36.

Stangier, U., Heidenreich, T. & Peitz, M. (2003). *Soziale Phobien. Ein kognitiv-verhaltenstherapeutisches Behandlungsmanual.* Weinheim: Beltz.

Stangier, U., Clark, D. & Ehlers, A. (2006). *Soziale Phobie. Fortschritte der Psychotherapie.* Göttingen: Hogrefe.

Stavemann, H. H. (2007). *Sokratische Gesprächsführung in Therapie und Beratung.* Weinheim: Beltz PVU.

Sulz, S. K. D. (2000). *Verhaltensdiagnostik und Fallkonzeption.* München: CIP-Medien.

Tallis, F., Eysenck, M. W. & Mathews, A. (1992). A questionnaire for the measurement of non-pathological worry. *Personality and Individual Differences, 13,* 161–168.

Thiel, A. & Paul, T. (1988). Eating Disorder Inventory – deutsche Version. *Zeitschrift für Differentielle und Diagnostische Psychologie, 9,* 267–278.

Tuschen, B. (1996). Störungsorientierte Diagnostik: Neue Akzente bei der Problem- und Verhaltensanalyse. In F. Caspar (Hrsg.), *Psychotherapeutische Problemanalyse* (Forum für Verhaltenstherapie und psychosoziale Praxis, Bd. 23; S. 133–153). Tübingen: dgvt-Verlag.

Tuschen-Caffier, B. & Florin, I. (2002). *Teufelskreis Bulimie. Ein Manual zur psychologischen Therapie.* Göttingen: Hogrefe.

Tuschen-Caffier, B., Pook, M. & Hilbert, A. (2006). *Diagnostik von Essstörungen und Adipositas.* Göttingen: Hogrefe.

Unnewehr, S., Schneider, S. & Margraf, J. (1998). *Diagnostisches Interview bei psychischen Störungen im Kindes- und Jugendalter (Kinder-DIPS)* (2. Aufl.). Berlin: Springer.

van Balkom, A. J. L. M., van Oppen, P., Vermeulen, A. W. A., Vandyck, R., Nauta, M. C. E. & Vorst, H. C. M. (1994). A metaanalysis on the treatment of obsessive compulsive disorder – a comparison of antidepressants, behavior, and cognitive therapy. *Clinical Psychology Review*, *14*, 359–381.

Waadt, S., Laessle, R. & Pirke, K. (1992). *Bulimie. Ursachen und Therapie*. Berlin: Springer.

Winter, E. (1996). *Hintergrundpapier zum Symposium »Qualitätssicherung in einem differenzierten Hochschulsystem«*. Unveröffentlichtes Manuskript.

Wilken, B. (2008). *Methoden der kognitiven Umstrukturierung. Ein Leitfaden für die psychotherapeutische Praxis* (10., vollst. überarb. und erw. Aufl.). Stuttgart: Kohlhammer.

Wirsching, M. & Scheib, P. (Hrsg.). (2002). *Paar- und Familientherapie*. Berlin: Springer.

Wittchen, H.-U. & Hoyer, J. (Hrsg.). (2006). *Klinische Psychologie und Psychotherapie*. Heidelberg: Springer.

Wittchen, H.-U. & Semmler, G. (1997). *Composite International Diagnostic Interview (CIDI)*. Weinheim: Beltz.

Wittchen, H.-U., Wunderlich, U., Gruschwitz, S. & Zaudig, M. (1997). *Strukturiertes Klinisches Interview für DSM-IV, Achse-I (SKID)*. Göttingen: Beltz Test GmbH.

Wittchen, H.-U., Zaudig, M., Fydrich, T., Renneberg, B. & Schmitz, B. (in Vorbereitung). *SKID-II. Strukturiertes Klinisches Interview für DSM-IV, Achse II*. Göttingen: Beltz Test GmbH.

Wittchen, H.-U., Zaudig, M., Schramm, E., Spengler, P., Mombour, W., Klug, J., Horn, R. (1987). *Strukturiertes klinisches Interview für DSM-III-R (SKID)* (Testversion). Weinheim: Beltz.

Young, J. E., Klosko, J. S. & Weishaar, M. E. (2005). *Schematherapie. Ein praxisorientiertes Handbuch*. Paderborn: Jungfermann.

Zimmer, D. & Zimmer, F. (1996). Das Konzept der funktionalen Beziehungsgestaltung in der Verhaltenstherapie. In H. Reinecker & D. Schmelzer (Hrsg.), *Verhaltenstherapie, Selbstregulation, Selbstmanagement: Frederick H. Kanfer zum 70. Geburtstag* (S. 131–143). Göttingen: Hogrefe.

Personenverzeichnis

Lothar Laux

Persönlichkeitspsychologie

2., überarb. und erw. Auflage 2008
356 Seiten mit 40 Abb. und 31 Tab. Kart.
€ 19,90
ISBN 978-3-17-019836-4
Urban-Taschenbücher, Band 560
Grundriss der Psychologie, Band 11

Dieses Lehrbuch will neugierig machen auf das spannende und vielseitige Feld der Persönlichkeitspsychologie – mit Themen wie Stressbewältigung, Selbstdarstellung, Liebesstile, Persona im Internet und die „Big Five". Zu seinem inhaltlichen Spektrum gehören Beiträge der Alltagspsychologie sowie der angewandten Psychologie. Im Mittelpunkt des Buches stehen die theoretischen Grundlagen der Persönlichkeitspsychologie sowie drei Kontroversen: Einzigartigkeit vs. Generalisierbarkeit, Person vs. Situation und Außensicht vs. Innensicht. Der Band schließt ab mit einer Erörterung pluralistischer Ansätze und führt in zwei neue Anwendungsgebiete (Internetnutzung, Förderung von Innovationen) ein. Der Text enthält ausführliche Einzelfallstudien und viele Abbildungen, die dem Leser die zentralen Konzepte der Persönlichkeitspsychologie anschaulich vermitteln.

W. Kohlhammer GmbH · 70549 Stuttgart

Kohlhammer

Falko Rheinberg

Motivation

7., aktual. Auflage 2008
248 Seiten mit 17 Abb. und 12 Tab. Kart.
€ 17,–
ISBN 978-3-17-020551-2
Urban-Taschenbücher, Band 555
Grundriss der Psychologie, Band 6

Ausgehend von Alltagsphänomenen und Selbst-erfahrung führt dieses Buch in die Motivations-forschung ein. Die Darstellung leitet von instinkt- und triebtheoretischen Erklärungen über die Analyse von situativen Anreizen hin zur klassi-schen Motivationspsychologie. Aus der aktuel-len Forschung werden u. a. Willensprozesse (Volitionsforschung), die Risikomotivation und das freudvolle Aufgehen in der Tätigkeit (Flow-Erleben) behandelt. Anschließend wird das Konzept der motivationalen Kompetenz herge-leitet. Das letzte Kapitel behandelt Möglichkeiten, Motivation zu messen (Motivationsdiagnostik). Dem Autor gelingt es, mit ausgewählten Beispie-len typische Verhaltensweisen und Modellvor-stellungen nachvollziehbar zu machen.

W. Kohlhammer GmbH · 70549 Stuttgart

Kohlhammer